ÉTUDE

SUR LES

PREMIERS ESSAIS D'ANESTHÉSIE CHIRURGICALE

PAR

Le Docteur A. BIDAULT

PARIS
G. STEINHEIL, ÉDITEUR
2, RUE CASIMIR-DELAVIGNE, 2

1890

ÉTUDE

SUR LES

PREMIERS ESSAIS D'ANESTHÉSIE CHIRURGICALE

IMPRIMERIE LEMALE ET Cie, HAVRE

ÉTUDE

SUR LES

PREMIERS ESSAIS D'ANESTHÉSIE CHIRURGICALE

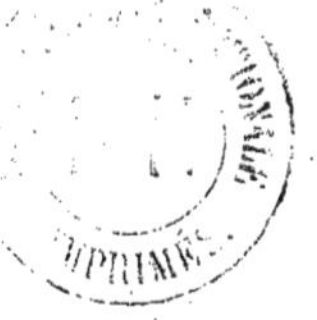

PAR

Le Docteur Alfred BIDAULT

PARIS
G. STEINHEIL, ÉDITEUR
2, RUE CASIMIR-DELAVIGNE, 2

1890

ÉTUDE

SUR LES

PREMIERS ESSAIS D'ANESTHÉSIE CHIRURGICALE

INTRODUCTION

La découverte de l'anesthésie chirurgicale, en tant que méthode vraiment scientifique, date, on le sait, de la fin de l'année 1846 ; c'est à cette époque que Jackson et Morton, empruntant l'idée d'Horace Wells, établirent d'une façon définitive et surent vulgariser les propriétés de l'éther comme agent anesthésique.

Ce n'est pas que de tout temps les chirurgiens ne se soient préoccupés de trouver le moyen de supprimer la douleur chez leurs opérés ; on verra qu'ils ont constamment cherché soit à agir sur la sensibilité générale, soit à modifier la sensibilité de la région malade. Mais les ressources employées, les narcotiques, les alcooliques poussés jusqu'à l'ivresse, la compression des membres, etc., étaient des moyens trop infidèles ou trop dangereux pour qu'aucun de ces essais pût être érigé en méthode générale, en procédé usuel.

Néanmoins il nous a paru curieux, au point de vue historique, de rechercher les efforts qui ont été faits dans ce but par les médecins et les chirurgiens de tous les temps. Il est toujours intéressant de poursuivre dans une étude rétrospective le développement d'une pensée, de remonter à sa source et d'assister à ses transformations. C'est l'objet de ce travail qui se trouve ainsi limité à l'histoire des diverses tentatives qui ont été faites pour obtenir l'anesthésie avant l'éther et le chloroforme.

A quelle époque se place le premier essai d'anesthésie chirurgicale ? Aucun document ne permet de le préciser. Si l'on en croit la Bible, il faudrait remonter tout simplement au premier homme que Dieu lui-même prit soin de plonger dans le sommeil pour lui enlever sans douleur la côte dont il fit la femme. Le texte sacré ne permet pas le doute : « *Notandum Adam profundo sopore fuisse demersum, ne ablationis costæ dolorem sentiret* ». Comment Adam fut-il endormi ? On ne nous demandera pas de le faire connaître. Tous les commentateurs de la Bible se sont cependant évertués à fournir une explication de l'assoupissement dans lequel Adam fut plongé, et leur argumentation est curieuse ; mais s'ils acceptent le fait, on s'étonnera peu qu'ils soient divisés sur l'interprétation.

Parmi les auteurs les plus anciens, il n'en est guère qui n'aient fait au moins une mention des moyens qui étaient employés de leur temps pour combattre la douleur. Dans Homère, il est question de substances propres à calmer les blessures et que paraissaient connaître déjà les contemporains du siège de Troie.

Hippocrate parle des ressources dont il disposait contre la douleur, mais il paraît douter lui-même de leur efficacité et considérer le don d'épargner la souffrance à l'homme comme un privilège qui n'appartient qu'aux dieux, ainsi qu'en témoigne son aphorisme si connu et si souvent reproduit : « *Divinum est opus sedare dolorem* ».

Aristote, Dioscoride, Pline, Galien trahissent dans leurs ouvrages cette éternelle préoccupation de l'homme : soulager la douleur, et donnent les moyens qui leur étaient connus.

Les Chinois, dans les premiers siècles de notre ère, et bien antérieurement sans doute, possédaient — leurs écrits en font foi — une préparation « qui rendait l'homme aussi insensible que s'il eût été privé de vie ».

Il nous avait d'abord paru plus naturel de suivre et de décrire dans leur ordre chronologique chacun des agents anesthésiques dont les anciens avaient eu successivement l'idée. Mais il a fallu, pour les besoins de la description et pour éviter des répétitions inutiles, diviser notre travail en deux parties principales : *Anesthésie générale*, *Anesthésie locale*, suivant en cela l'exemple des meilleurs auteurs qui nous ont précédé et parmi lesquels il faut citer surtout Bouisson, Perrin et Lallemand. L'ordre dans lequel se trouvent ainsi décrits les substances et moyens employés est donc un peu artificiel, mais on retrouvera facilement, à propos de chacun d'eux, la date à laquelle il était connu, l'auteur qui l'a mis en usage ou préconisé, les observations qui témoignent de son efficacité.

Nous nous sommes efforcé de ne rien oublier et nous avons consigné avec soin les relations des principaux auteurs. Parmi ceux-ci, il en est un cependant dont l'ouvrage, à notre grand regret, est resté inaccessible à nos recherches et qui nous aurait particulièrement intéressé à cause de son nom. C'est Denis Papin, l'inventeur de la force motrice de la vapeur. Denis Papin, fils de médecin et médecin lui-même, a laissé, entre autres mémoires, un manuscrit qui porte la date de 1681 et qui a pour titre : « *Traité des opérations sans douleur* ». On se rappelle qu'éloigné de la France par la révocation de l'édit de Nantes notre illustre compatriote passa d'Angleterre, où il s'était réfugié d'abord, en Allemagne où on l'attira et où il accepta pour vivre la chaire de mathématiques de l'université de Marburg, dans la Hesse électorale. C'est là qu'il mourut. L'unique exemplaire de son « traité » a été récemment retrouvé dans cette ville. Il appartient à la bibliothèque du Grand-Duc.

Et maintenant, qu'il nous soit permis de remercier tout spécialement M. le professeur Laboulbène qui a bien voulu nous encourager de ses conseils au début de cette étude et dont les leçons faites, cette année même, à la Faculté ont été la base et le guide de notre travail. Nous remercions également notre collègue et ami le docteur Pignot, préparateur du cours d'histoire de la médecine, pour avoir bien voulu nous donner les premières indications bibliographiques.

PREMIÈRE PARTIE

Anesthésie générale.

CHAPITRE PREMIER

COMPRESSION DU COU — SAIGNÉE — SYNCOPE

Les effets de la compression du cou sont mentionnés par Aristote. — Son emploi chez les Assyriens. — Expériences récentes de Fleming. — Saignée poussée jusqu'à la syncope. — Pratique des Scythes, citée par Hippocrate. — Marc-Antoine Petit. — Observation de Wardrop. — Syncope.

La compression des vaisseaux du cou paraît avoir été un des moyens anesthésiques les plus anciennement connus, si l'on en croit un passage de Benedictus, cité par Casp. Hoffmann (1), et plus tard, par Morgagni (2).

D'après ce Benedictus, dont on n'a jamais pu retrouver ni le titre de l'ouvrage, ni les citations invoquées, il était d'usage chez les Assyriens, de comprimer les vaisseaux du cou chez les enfants qu'on voulait circoncire, afin de les rendre insensibles à l'opération.

Voici, d'ailleurs, le texte exact que nous avons relevé dans l'ouvrage de Casp. Hoffmann :

« *Et solum modo istud repeto inde, in quo quidà mirifice sibi*

(1) CASP. HOFFMANNI. *De Thorace ejusque partibus commentarius tripartibus, In quo discutiuntur præcipue ea, quæ inter Aristotelem et Galenum controversa sunt.* Francofurti, 1627, lib. II, caput XXIX, p. 77.

(2) MORGAGNI. *De sedibus et causis morborum.* Epistola, 19, par. 22 et 37, t. I. p. 360. Ebroduni, 1779.

placent, quomodo demonstrârit Gal. cerebrum a corde nihil subsidij habere? Noverat Gal. illud Arist. de Somno, 2. *Jugularibus in collo comprehensis, insensibile fieri animal.* »

En effet, Aristote, dans son *Histoire des Animaux* (1), indique que la compression des veines du cou peut abolir le sentiment et le mouvement. « Il arrive parfois, dit-il, que quand elles (les veines jugulaires) sont comprimées en dehors, on voit des hommes tomber dans l'insensibilité, sans être d'ailleurs asphyxiés, et fermer les yeux. »

Plus loin, Casp. Hoffmann ajoute :

« *Exempla in hominibus si vis, dabit tibi Benedictus* 1. Pract. 34 *ubi scribit. In Assyria moris esse, ut adolescentibus, quibus præputia adimere volunt, ligent venas circa guttur. His enim perire sensum et motum.* »

« Si vous voulez un exemple de ce fait chez les hommes, Benedictus vous le donnera : c'est une coutume chez les Assyriens de lier les veines qui sont autour de la gorge aux jeunes gens à qui on veut enlever le prépuce, car ils perdent le sentiment et le mouvement. »

Il est fort probable que l'expression « ligere venas » ne doit pas être prise au pied de la lettre ; si l'on s'en rapporte au passage d'Aristote que nous avons cité, tout porte à croire qu'il ne s'agissait d'autre chose que d'une compression des veines du cou ; seulement, au lieu de la faire directement, on l'obtenait à l'aide d'une ligature médiate agissant sur la totalité du cou.

Cette pratique, qu'on retrouve encore en Europe au moyen âge, a soulevé beaucoup de controverses à cette époque, et elle a même donné lieu dans les temps modernes à un certain nombre d'expériences dont les résultats sont restés contradictoires.

Plus récemment, l'influence de la compression des vaisseaux carotidiens sur les fonctions cérébrales, paraît avoir été constatée de nouveau par un médecin anglais, Fleming (2).

Il fit faire sur lui-même, puis il pratiqua sur d'autres personnes une compression sur le trajet des carotides. Il en résulta presque immédiatement un sommeil calme et profond avec anesthésie

(1) Aristote. *Histoire des animaux*, trad. par Barthélemy Saint-Hilaire livre III, chap. III.

(2) *British and foreign medico-chirurg. Review*, t. XXX, p. 259.

complète. Ces effets étaient d'autant plus sûrs et plus prompts que la circulation artérielle était seule arrêtée, ce dont on était facilement averti par le défaut de turgescence des veines de la face. Dès que la compression était abandonnée, le sujet revenait à lui au bout de quelques secondes.

Pour Fleming, la véritable cause de l'anesthésie serait due, dans ces expériences, à la seule compression des artères carotides ; ce serait aussi la seule cause efficace dans la ligature en masse d'Aristote et des Assyriens. Cependant les trois éléments du paquet vasculo-nerveux du cou sont si étroitement accolés les uns aux autres qu'il nous paraît bien difficile d'invoquer la compression de l'un d'eux, à l'exclusion des deux autres. En particulier, la compression en masse de tous les tissus du cou, telle que la pratiquaient les anciens, paraît s'exercer aussi bien sur les veines jugulaires et les pneumogastriques que sur les artères carotides.

A côté de la compression du cou, qui agit en déterminant, soit un état apoplectique, soit un état syncopal, la saignée qui, poussée jusqu'à la syncope, a été employée comme moyen anesthésique, trouve sa place rationnelle.

L'état d'anéantissement dans lequel plonge une abondante saignée, était connue depuis longtemps, si l'on en croit Hippocrate (1) qui rapporte le fait suivant : les Scythes, l'un des plus anciens peuples du monde, et des plus barbares, connaissaient très peu de remèdes, encore étaient-ils chirurgicaux, et la saignée était de ce nombre. Lorsqu'ils étaient malades, leur coutume était de se couper une veine derrière chaque oreille, *jusqu'à ce qu'ils tombassent dans une espèce de sommeil léthargique*. Les uns se réveillaient guéris, d'autres n'éprouvaient aucun soulagement (2).

La connaissance de ces faits devait conduire facilement à l'idée d'utiliser la saignée comme moyen préventif de la douleur pendant l'acte chirurgical. Bien qu'il paraisse avéré qu'elle ait été employée comme telle à diverses époques, — plusieurs auteurs en témoignent — nous n'en avons pu retrouver qu'un seul exemple.

Dans un petit livre, paru il y a une vingtaine d'années, sur ce sujet

(1) Hippocrate. *De aere, aquis et locis.*
(2) Dujardin. *Histoire de la chirurgie*, 2 vol., 1774.

spécial, l'auteur, A. Saillard (1) rappelle qu'on a proposé l'emploi de la saignée poussée jusqu'à la syncope comme moyen anesthésique ; mais il se borne à en faire une assez vive critique, sans apporter un seul fait, sans nommer d'auteur, ni préciser l'époque.

Bien auparavant, Marc-Antoine Petit avait déjà rappelé que parmi les moyens propres à combattre la douleur « la saignée tient le premier rang ; si elle ne la détruit pas constamment, elle la soulage presque toujours » (2). Petit semble avoir surtout en vue l'usage de la saignée comme moyen sédatif dans les maladies « d'un caractère inflammatoire, telles que l'esquinancie, la pleurésie ». Il rapporte également le cas d'un chirurgien « qui eut la main transpercée par un canif ; la douleur s'éteignit sous huit saignées répétées qu'ordonna le citoyen Dusaussoy ».

Mais il ne s'agit pas là de saignée provoquée dans le but d'obtenir une syncope favorable à l'intervention chirurgicale.

Le seul exemple de ce genre que nous connaissions est rapporté dans la *Revue médicale* de 1823, où le hasard nous l'a fait découvrir au cours de nos recherches. Ce journal contient un extrait des « *Annali universali di Medecina di Milano* » où il est fait mention de l'observation suivante due à Wardrop. Chez les personnes qui, par pusillanimité, ne voulaient pas consentir à une grande opération devenue nécessaire, Wardrop s'était proposé de réduire le malade à la syncope par la saignée, et de l'opérer pendant cette syncope.

Il s'est servi de ce moyen avec succès pour extirper une tumeur située à la région frontale, chez une femme qui, par deux fois, avait prouvé qu'elle ne pourrait supporter l'opération. Il fallut lui ôter « cinquante onces de sang » pour la faire tomber en syncope qui dura suffisamment pour terminer l'opération. « Revenue de son évanouissement, elle ne voulut croire qu'on l'avait opérée que lorsqu'elle s'en fut convaincue au miroir. Elle souffrit très peu des suites de l'opération, et, quoique restée pâle et faible pendant plusieurs jours, au bout d'une semaine elle se trouva beaucoup mieux qu'on ne l'est en pareil cas. Elle fut rétablie promptement. »

(1) SAILLARD. *De la saignée poussée jusqu'à la syncope mise en usage comme moyen anesthésique dans la pratique d'un certain nombre d'opérations chirurgicales.* Besançon, 1867.

(2) MARC-ANTOINE PETIT. *Discours sur la douleur.* Lyon, an VII de la République.

« La quantité du sang extraite dans ce cas, dit Wardrop, paraîtra sans doute énorme à quelques lecteurs. Je dois dire ici que je fus encouragé à agir ainsi, parce que j'avais presque toujours observé que, dans les grandes opérations, les personnes qui avaient perdu le plus de sang étaient celles qui se rétablissaient le mieux. On en a eu un exemple très sensible à l'affaire de Waterloo, où on vit que les blessés laissés sur le champ de bataille pendant quatre ou cinq jours avant d'avoir été transportés à l'hôpital, guérirent plus tôt que ceux qui furent pansés de suite après avoir été blessés. On ne peut, dit-il, attribuer une autre cause à ces faits que la syncope qui avait dû suivre les grandes pertes de sang et qui empêcha le développement d'une forte inflammation et de la fièvre » (1).

Wardrop termine son mémoire en observant qu'il n'a pas eu l'intention de recommander cette pratique dans tous les cas, mais seulement lorsqu'il y a urgence.

Nous n'avons à juger ici ni les singulières conditions que Wardrop met au succès des opérations, ni son interprétation des faits sur lesquels il s'appuie pour excuser sa pratique : ces idées n'ont rien qui doive nous étonner si l'on songe qu'elles étaient émises à l'époque où la théorie de l'inflammation était toute puissante.

La saignée n'est pas d'ailleurs le seul moyen qu'on ait utilisé pour provoquer une syncope pendant laquelle l'opérateur interviendra. L'émétique à haute dose a été préconisé dans ce but par quelques chirurgiens.

La syncope, déterminée soit par l'excès de la douleur, soit par l'impression que cause la vue des instruments, soit par une hémorrhagie abondante, a pu être utilisée également par les anciens.

On avait pu de même profiter parfois de certains états pathologiques pendant lesquels l'insensibilité est plus ou moins complète ; dans la congestion ou l'apoplexie cérébrale, les attaques épileptiques ou hystériques, les accès d'éclampsie, des opérations graves habituellement très douloureuses avaient pu être exécutées sans que les malades en aient eu conscience.

Cependant ces succès de nécessité ne pouvaient donner l'idée de

(1) *Revue médicale*, 1823. Nouveau moyen pour pouvoir pratiquer les grandes opérations chez les personnes très irritables. Extrait du journal italien « *Annali universali di medicina di Milano*, avril-mai 1823.

provoquer, même s'il eût été possible, des états morbides aussi graves pour éviter la douleur.

Quant à la syncope, quel que soit le moyen qui la provoque, elle amène plutôt la résolution musculaire que l'insensibilité ; elle a donc pu être plus utile pour la réduction de luxations, de fractures, de hernies, que pour les opérations sanglantes.

CHAPITRE II

IVRESSE

L'insensibilité pendant l'ivresse alcoolique. — Ivresse provoquée : observation de Percy. — Faits de Bouisson, de Blandin, de Deneux (accouchement). — Expériences contradictoires de Longet, de Perrin et Lallemand.

L'ivresse produite par le vin et l'alcool, quand elle est poussée jusqu'à sa dernière période, jusqu'au coma, détermine l'insensibilité. Les chirurgiens, souvent appelés à remédier à des accidents survenus pendant cet état, étaient surpris de la facilité avec laquelle ils triomphaient des obstacles habituellement apportés par les phénomènes de contractilité et de sensibilité. Qu'une luxation survienne chez un homme ivre, la réduction se fera sans douleur et sans résistance, et la facilité de l'opération est en raison directe du degré de l'ivresse.

Haller rapporte plusieurs faits d'accouchements accomplis sans douleur pendant l'ivresse.

Percy, ancien chirurgien principal des armées, membre de l'Académie de médecine, raconte que certains rebouteurs administraient du vin chaud à leurs clients, afin d'obtenir dans la somnolence de l'ivresse l'insensibilité et la résolution musculaire.

« Un curé s'était luxé le bras en tombant de cheval. Les chirurgiens les plus renommés du pays furent appelés, et firent de longs et vains efforts pour opérer la réduction.

Je fus invité par l'évêque diocésain à voir à mon tour le malade dont il faisait un cas particulier. Il y avait alors huit jours que l'accident était arrivé.

Malgré les tentatives violentes et douloureuses qui avaient eu lieu, la tuméfaction était médiocre, mais le bras était d'une sensibilité telle qu'on ne pouvait le toucher sans arracher des cris perçants à cet ecclésiastique qui était fort et robuste et pouvait avoir l'âge de 60 ou

65 ans. On m'apprit qu'on avait mandé l'oncle Valdajol ; c'est ainsi qu'on appelait celui des propriétaires du riche vallon de ce nom, en qui on avait le plus de confiance pour la curation des membres luxés. Je l'attendis et fut fort aise de revoir ce vénérable vieillard que j'avais déjà rencontré dans d'autres circonstances.

Après avoir reconnu l'existence et la nature de la luxation qui était pour lui un déboîtement et qu'il jugea ne pouvoir être réduite par les moyens ordinaires, à raison de la roideur et de la tension des muscles trop irrités par les tiraillements qui avaient été précédemment exercés, il fit chauffer environ une demi-bouteille de vin rouge qu'il donna à boire au curé, lequel n'était nullement accoutumé à cette sorte d'excès. Ensuite il alla faire sa prière selon son usage, et au bout de trois quarts d'heure il répéta la dose à laquelle il ajouta un peu de sucre. Alors le patient commença à chanceler sur ses jambes ; il demanda à s'asseoir, et bientôt il tomba dans l'état de somnolence où l'attendait notre renoueur. Celui-ci, profitant du moment, et sachant bien que les muscles devaient être relâchés et détendus, me fit signe d'assujettir le tronc et de fixer l'épaule, se saisit en même temps du bras, et à notre grand étonnement, fit la réduction du premier coup, et sans presque causer de douleur.

Ce procédé, tout nouveau pour moi, me fit faire plus d'une réflexion. Ce fut, au milieu des ténèbres, un trait de lumière qui m'éclaira soudain, et me montra la route que je devais suivre désormais. MM. Saucerotte, Castara, Paulet, chirurgiens d'un mérite très distingué, surent à quel expédient bizarre et un peu grossier on avait été redevable d'un succès si prompt et si inespéré, et comme moi, ils profitèrent de cette utile leçon dans des conjonctures où sans elle ils eussent été très embarrassés » (1).

Bouisson a réduit une luxation du bras chez un homme ivre sans que le malade eût connaissance non seulement de la réduction, mais même de l'accident qui l'avait rendue nécessaire ; il se refusait à croire que son bras eût été démis et réduit (2).

Des opérations plus graves ont été pratiquées avec succès pendant l'ivresse alcoolique. Blandin a pratiqué, à l'hôpital Beaujon, l'ampu-

(1) LAURENT. *Histoire de la vie et des ouvrages de Percy*. 1827.

(2) BOUISSON. *Traité thérorique et pratique de la méthode anesthésique*. Paris, 1850, p. 39.

tation de la cuisse chez un homme ivre-mort, atteint de fracture du fémur, avec lésion de l'artère crurale, sans que ce malheureux eût aucun sentiment de l'opération. Après que les fumées du vin se furent dissipées, le malade fut profondément surpris et affligé de la perte de son membre (1).

Bouisson rapporte une observation de Deneux qui démontre également l'action anesthésique de l'alcool. Il s'agit d'une femme sur le point d'accoucher qui fut apportée à l'Hôtel-Dieu d'Amiens, dans un état comateux causé par l'abus des boissons alcooliques auquel elle s'était livrée depuis le commencement du travail. Elle accoucha naturellement pendant cet état d'ivresse, et le sommeil de l'ébriété continua pendant quelque temps après sa délivrance. La femme, en se réveillant, fut fort étonnée de voir son accouchement terminé et se félicita d'avoir trouvé un moyen aussi heureux. Elle se promit, ajoute Deneux, de s'en servir à la première occasion (2).

Ces faits ont inspiré à quelques chirurgiens l'idée de provoquer un état d'ébriété artificielle chez les malades qu'ils devaient opérer, pour les soustraire à l'influence de la douleur.

Mais cette idée n'a guère été mise en pratique que par les rebouteurs. La dégradation, d'une part, qui s'attache à l'ivresse alcoolique, l'infidélité des effets obtenus, d'autre part, ont suffi pour la faire exclure de la pratique chirurgicale.

Un chirurgien qui avait cru pouvoir ennoblir l'ivresse en la déterminant avec du vin de Champagne, et en la rendant médicale par l'administration simultanée de l'opium déclare avoir complètement échoué pour allonger, chez un jeune malade irritable, un membre depuis longtemps fléchi. Le champagne laudanisé, malgré les libations prescrites, ne provoqua d'autres phénomènes qu'une loquacité et une hilarité désordonnées (3).

Malgaigne a essayé de provoquer l'ivresse alcoolique chez des malades qu'il se proposait d'opérer ; jamais il n'a obtenu le succès qu'il en espérait (4).

(1) *Bulletins de l'Académie de médecine*. Paris, 1847, t. XII, p. 317.

(2) BOUISSON. *Loc. cit.*, p. 469.

LACH. *De l'éther sulfurique, de son action physiologique et de son application à la chirurgie, aux accouchements et à la médecine*. Paris, 1847.

(3) BOUISSON. *Loc. cit.*, p. 39.

(4) COURTY. Th. agrég. Montpellier, 1849.

D'ailleurs l'ivresse du vin ne s'accompagne pas ordinairement d'une insensibilité aussi absolue qu'on devrait le désirer.

Dans la première période de l'ivresse la sensibilité est simplement émoussée, et il faut arriver au dernier degré de l'intoxication caractérisé par une petitesse extrême du pouls, un froid glacial, une pâleur cadavérique, en un mot par un ensemble de symptômes fort graves, pour que l'insensibilité soit complète.

Les physiologistes qui ont expérimenté l'action de l'alcool sur les animaux prétendent même qu'il n'est pas possible d'arriver à l'insensibilité absolue.

Longet dit qu'il n'a jamais pu produire, par l'ébriété alcoolique, l'engourdissement complet de la sensibilité, surtout de celle des centres nerveux, quoique le plus souvent la dose d'alcool ingérée, ou respirée à l'état de vapeurs, ait été assez considérable pour entraîner la mort ; il a trouvé que la sensibilité des faisceaux postérieurs de la moelle n'était pas abolie (1).

Nous devons opposer, il est vrai, à cette opinion de Longet, les expériences d'Orfila (2), et celles de Aug. Duméril et Demarquay (3) qui prouvent l'anéantissement de la sensibilité chez les animaux alcoolisés.

Enfin Perrin et Lallemand (4) ont étudié les phénomènes de l'intoxication alcoolique chez les chiens et sont arrivés aux résultats suivants au point de vue de la sensibilité : « L'appareil locomoteur est atteint le premier ; l'action musculaire échappe à la volonté, la démarche est incertaine et titubante, la résolution commence toujours par les membres postérieurs..... En même temps la sensibilité s'émousse et disparaît graduellement ; l'animal qui s'agitait et poussait quelques gémissements, lorsqu'on pinçait ou qu'on piquait fortement la peau, ne répond plus à ces excitations ; les conjonctives d'abord respectées finissent par devenir tout à fait insensibles..... la langue est insen-

(1) LONGET. *Expériences relatives aux effets de l'inhalation de l'éther sulfurique sur le système nerveux*, p. 11, Paris, février 1847, et *Bull. de l'Acad. de méd.* 1847.

(2) ORFILA. *Traité de Toxicologie*, t. II.

(3) DUMÉRIL et DEMARQUAY. *Recherches expérimentales sur les modifications imprimées à la température animale par l'éther et le chloroforme*, 1848.

(4) PERRIN et LALLEMAND. *Du rôle de l'alcool et des anesthésiques dans l'organisme.*

sible et pendante. A cette phase de l'expérience, la résolution musculaire et l'anesthésie sont complètes ; l'animal semble dormir d'un sommeil le plus souvent calme, silencieux. L'anesthésie n'est pas limitée aux surfaces de rapport : la sensibilité est également abolie dans les cordons nerveux, ainsi que dans les faisceaux postérieurs de la moelle ».

Quoi qu'il en soit, en admettant même qu'on puisse obtenir l'anesthésie complète par l'ivresse alcoolique, il n'en reste pas moins avéré que pour être efficace elle devrait être portée jusqu'à un degré qui la rendrait dangereuse ; ce qui suffirait à expliquer le peu de succès des tentatives faites dans cette voie, quand bien même on ne tiendrait pas compte du point de vue moral qui a bien aussi son importance.

CHAPITRE III

HASCHISH

Népenthès d'Homère. — Son emploi chez les Egyptiens. — Le « Ma-yo » des Chinois. Usage que faisaient du haschish les princes du Liban. — Herbe des fakirs.

Le haschish, drogue préparée avec les feuilles de chanvre indien (Cannabis indica) sert, depuis plusieurs siècles, à procurer aux peuples d'Orient une ivresse spéciale accompagnée d'une espèce particulière d'extase et de contemplation. Son usage est surtout répandu chez les Arabes, pour lesquels il est devenu un besoin non moins impérieux que l'opium chez les Turcs, les Chinois, et les liqueurs alcooliques chez les peuples de l'Europe.

L'attention du monde médical paraît avoir été appelée sur le haschish pour la première fois, en 1843, par M. Aubert-Roche (1) qui en avait observé les effets en Egypte pendant l'épidémie de peste de 1835.

Cependant on ne saurait douter que les effets du haschish, et en particulier son pouvoir anesthésique, n'aient été connus dans la plus haute antiquité.

M. Virey (2) a prouvé que le Cannabis indica était bien véritablement le népenthès d'Homère.

« Diodore de Sicile (3) nous apprend que les Egyptiens allèguent différents témoignages du séjour d'Homère parmi eux, mais particulièrement le breuvage qu'il fait donner par Hélène à Télémaque, chez Ménélas, pour lui faire oublier ses maux, car ce népenthès que le poète feint qu'Hélène a reçu de Polymneste, femme de Thoon, à Thèbes, en Egypte, n'est autre que le fameux remède usité chez les femmes

(1) AUBERT-ROCHE. *De la Peste ou Typhus d'Orient*. Paris, 1843.
(2) *Bulletin de Pharmacie*, 1803.
(3) Livre I. Sect. 2.

de Diospolis, et qui a fait dire d'elles qu'elles avaient seules le secret de dissiper la colère et le chagrin » (1).

Hérodote parle des propriétés excitantes de la vapeur de haschish et de l'ivresse des Scythes qui la respiraient ou bien buvaient la décoction de ses graines vertes.

En 1849, M. Stanislas Julien a communiqué à l'Académie des sciences de Paris (2) la traduction d'un document d'où il résulte que les chinois employaient, il y a deux mille ans déjà, une préparation de chanvre pour obtenir l'anesthésie chirurgicale.

La communication de M. Stan. Julien est intitulée : « Substance anesthésique employée en Chine, dans le commencement du IIIe siècle de notre ère, pour paralyser momentanément la sensibilité ».

« Quelques personnes, dit-il, ont désiré savoir si les Chinois, chez qui la pratique de la médecine remonte à plusieurs milliers d'années, et qui ont religieusement conservé par écrit des recettes et des méthodes thérapeutiques confirmées par une expérience séculaire, n'auraient pas eu recours aussi, soit dans l'antiquité, soit dans les temps modernes, à quelque substance narcotique ou anesthésique pour paralyser la sensibilité nerveuse avant de pratiquer des opérations chirurgicales.

Je suis heureux de pouvoir satisfaire leur légitime curiosité. La Bibliothèque nationale possède un nombre considérable d'ouvrages sur la médecine, la chirurgie et la pharmacopée. L'un des plus étendus, dont la publication remonte au XVIe siècle, est intitulé : *Kou-kin-i-tong*, ou *Recueil général de médecine ancienne et moderne*, en cinquante volumes in-4°. Il est précédé de plusieurs centaines de notices biographiques sur les plus célèbres médecins de la Chine... Or j'ai trouvé les curieux renseignements qui suivent dans la notice biographique consacrée à Hoa-tho, qui florissait sous la dynastie des Weï, entre les années 220 et 230 de notre ère :

« Lorsqu'il reconnaissait qu'il fallait employer l'acupuncture, il « l'appliquait en deux ou trois endroits ; il faisait de même pour le « moxa s'il était indiqué par la nature de l'affection qu'il avait à trai- « ter. Mais si la maladie résidait dans les parties sur lesquelles l'ai-

(1) Moreau de Tours. *Du haschish et de l'aliénation mentale*. Paris, 1845.

(2) *C. R. de l'Académie des sciences*, 1849, 12 février, p. 195.

« guille, le moxa ou les médicaments liquides ne pouvaient avoir « d'action, par exemple dans les os, dans la moelle des os, dans l'es- « tomac, ou dans les intestins, *il donnait au malade une prépara-* « *tion de chanvre* (*Ma-yo*), et au bout de quelques instants, il deve- « nait aussi *insensible que s'il eût été plongé dans l'ivresse ou* « *privé de la vie* (1). Alors, suivant le cas, il pratiquait des ouvertu- « res, des incisions, des amputations, et enlevait la cause du mal ; « puis il rapprochait les tissus par des points de suture, et y appli- « quait des liniments. Après un certain nombre de jours (au bout « d'un mois, suivant les annales des Hân postérieurs), le malade se « trouvait rétabli, sans avoir éprouvé pendant l'opération la plus « légère douleur. »

Nous avons cité en entier cette traduction pour montrer que cette préparation de chanvre employée par les chinois n'était donnée qu'aux malades appelés à subir une opération de grande chirurgie, telle qu'une amputation. Maurice Perrin (2), C. Bernard (3) rapportent que les Chinois anesthésiaient ainsi les patients auxquels ils étaient sur le point de pratiquer l'acupuncture.

Nous voyons, au contraire, en nous reportant au document cité, que pour cette opération superficielle, ils s'abstenaient d'endormir le malade. La préparation qu'ils employaient avait donc une réelle puissance anesthésique.

Au moyen âge, de l'an 1090 à l'année 1270, on retrouve le haschish employé par les princes du Liban pour mettre leurs séides dans un état d'exaltation d'esprit et d'insensibilité corporelle, avant de les envoyer commettre quelque crime important. Le voyageur Marco-Polo, dit Sylvestre de Sacy (4), nous apprend que Hassam-ben-Sabak-Homairi, surnommé le Vieux de la Montagne (un des plus

(1) L'expression Ma-yo, littéralement une drogue, une médecine de chanvre, manque de précision et de clarté. Heureusement que nous trouvons dans les Annales des Hân postérieurs (Biographie de Hoa-tho) que ce médecin faisait prendre dans du vin une poudre appelée *Mafo-san* (littéralement *chanvre-distiller-poudre*) c'est-à-dire poudre contenant les principes narcotiques du chanvre obtenus par une longue ébullition, ou par la distillation (Note de Stanislas Julien).

(2) Art. Anesthésie chirurgicale du *Dict. Encycl. des sc. méd.*

(3) *Leçons sur les anesthésiques et sur l'asphyxie*, 1875.

(4) Sylvestre de Sacy. *Mémoire sur les préparations enivrantes faites avec le chanvre*, lu à l'Institut le 7 juillet 1809.

célèbres de ces princes du Liban), faisait élever des jeunes gens choisis parmi les habitants les plus robustes des lieux de sa domination pour en faire les exécuteurs de ses barbares arrêts. Toute leur éducation avait pour objet de les convaincre qu'en obéissant aveuglément à leur chef ils s'assuraient, après leur mort, la jouissance de tous les plaisirs qui peuvent flatter les sens. Pour parvenir à ce but, ce prince avait fait faire auprès de son palais des jardins délicieux. Là, dans des pavillons décorés de tout ce que le luxe asiatique peut imaginer de plus riche et de plus brillant, habitaient de jeunes beautés uniquement consacrées aux plaisirs de ceux auxquels étaient destinés ces lieux enchanteurs. C'était là que les princes ismaéliens faisaient transporter de temps à autre les jeunes gens dont ils voulaient faire les ministres aveugles de leurs volontés. Après leur avoir fait avaler un *breuvage qui les plongeait dans un profond sommeil, et les privait pour quelque temps de l'usage de toutes leurs facultés*, ils les faisaient introduire dans ces pavillons dignes des jardins d'Armide. A leur réveil, tout ce qui frappait leurs oreilles et leurs yeux les jetait dans un ravissement qui ne laissait à la raison aucun empire sur leur âme.

Ce breuvage merveilleux n'était autre, dit Jourdain, que le haschish dont le chef de la secte connaissait les vertus et dont l'usage ne se répandit que dans les siècles postérieurs.

Le dévouement fanatique inspiré par les princes ismaéliens à leurs sujets ne reculait devant aucun obstacle : sur un signe du maître ceux-ci se précipitaient du haut d'une tour, se jetaient dans les flammes, s'enfonçaient un poignard dans le cœur, ou bien allaient à travers tous les périls frapper les chefs ennemis que le maître avait désignés à leurs coups (1).

L'usage que faisaient les ismaéliens du haschish, leur fit donner le nom de haschischin, d'où serait venu par corruption notre mot assassin ; c'est du moins ce qu'a démontré Sylvestre de Sacy, en s'appuyant sur différents textes arabes.

D'après les faits que nous venons de citer, on pourrait attribuer au haschish une puissante propriété anesthésique. La facilité avec laquelle les ismaéliens s'exposaient aux flammes et au poignard porterait à faire croire que les douleurs qu'ils en éprouvaient étaient

(1) Moreau de Tours. *Loc. cit.*

fort atténuées, sinon abolies. Mais il ne faut pas oublier qu'il s'agit d'une substance qui exalte l'imagination au plus haut degré, et arrache au sentiment de la réalité en provoqant les plusvives extases. Cet état d'exaltation suffit fort bien à expliquer tous ces faits, et nous inclinons à penser qu'il faut lui attribuer, sinon plus, du moins autant d'importance qu'à l'anesthésie proprement dite.

D'ailleurs le haschish n'est-il pas appelé en Orient *herbe des fakirs* ? Et l'on connaît les tourments et les souffrances de longue durée que peuvent supporter ces moines mendiants. D'après cette expression, ne serait-ce pas le haschish qui leur procurerait ces états extatiques pendant lesquels ils demeurent plongés dans l'insensibilité corporelle la plus complète ?

D'après le voyageur Bernier (1), il existe une secte de fakirs ou joguis « qui restent tout nus, assis ou couchés, les jours et les nuits, sur « les cendres. Quelques-uns tenaient un bras et quelquefois tous les « deux élevés et tendus perpétuellement en haut par-dessus leurs « têtes. Leurs membres s'ankylosaient dans cette posture forcée, et ils « ne les pouvaient abaisser pour prendre quoi que ce soit. D'autres se « tenaient des sept ou huit jours debout sur leurs jambes qui devenaient « enflées et grosses comme leurs cuisses, sans s'asseoir, ni sans se « coucher ; d'autres se tenaient des heures entières sur leurs mains, « sans branler, la tête en bas et les pieds en haut ».

A côté de l'état extatique, qui, nous le répétons, suffit à expliquer de pareils phénomènes, n'y a-t-il pas lieu de faire une part aux propriétés anesthésiques du haschish qui d'ailleurs ne serait pas étranger à la production de l'extase elle-même ?

Quoi qu'il en soit, ceux qui ont vérifié sur eux-mêmes ou sur d'autres personnes les propriétés du haschish ne lui ont jamais vu déterminer l'anesthésie proprement dite.

Aubert-Roche (2) qui l'a expérimenté raconte qu'il commença à éprouver des fourmillements aux pieds et une compression à la tête avec une sensation de vide dans le crâne.

« Puis j'éprouve des sensations particulières ; tout m'apparaît sous une face nouvelle ; la figure de mon voisin me semble le plus grotes-

(1) Voyages de Bernier, tome II, *lettre à Chapelain sur les superstitions des Gentils.*

(2) Aubert-Roche. *Loc. cit.*

que possible, j'éclate de rire à son nez, et le rire continue près d'une heure, un rien le renouvelle; pendant ce temps les idées les plus bizarres et les plus diverses me passent dans la tête avec une étonnante rapidité. Du reste je ressentais un bien-être parfait; aucune sensation douloureuse; le passé, le présent, l'avenir n'existaient plus. Il n'y avait plus pour moi que l'instant du moment qui m'échappait encore.

C'était le dolce far niente le plus complet, et toujours assez de conscience du *moi* pour en comprendre la jouissance, puis tout se calma peu à peu, l'envie de dormir me prit. Toute la nuit ne fut qu'un agréable rêve. »

Aubert-Roche (1) ne fait pas mention des modifications de la sensibilité. Il s'attache surtout aux troubles de l'imagination qui ont été si bien décrits par Théophile Gautier. Moreau de Tours, Rech (2), cité par Courty, n'ont pas davantage reconnu au haschish de propriété anesthésiante.

Les préparations de chanvre qu'employaient les Chinois au IIIe siècle et qui « rendaient le malade aussi insensible que s'il eût été plongé dans l'ivresse ou privé de vie », différaient sans doute notablement des préparations actuelles de haschish. Celles-ci sont d'ailleurs très nombreuses et nullement comparables entre elles. Les sommités fleuries du Cannabis indica sont associées à d'autres substances et forment des mélanges dont les plus usités sont le *Dawamesc* (d'Arabie), le *Mapouchari* (du Caire) et le *Majoon* (de Calcutta). Parmi ces substances mélangées on trouve l'opium, l'extrait de datura et d'autres substances narcotiques. On conçoit que le mélange de ces différents corps au haschish en varie singulièrement les effets.

(1) AUBERT-ROCHE. *Loc. cit.*
(2) RECH. *Journal de la Soc. de méd. prat.* de Montpellier. T. XVI, 1845.

CHAPITRE IV

HYPNOTISME.

Phénomènes d'anesthésie observés chez les fakirs, les Aïssa-Houas, les convulsionnaires de St-Médard. — Mesmérisme. — Observation de Cloquet (1829). — Expériences de Braid (1843). — Observations de Ward, Loysel, etc... Broca, Guérineau.

On sait aujourd'hui que pendant le sommeil hypnotique on observe des troubles de la sensibilité analogues à ceux que présente l'hystérie : c'est tantôt une hyperesthésie, tantôt une anesthésie généralisée à tout le corps, ou localisée dans un membre, dans une étendue plus ou moins circonscrite de la peau. C'est en se fondant sur cette anesthésie générale que les chirurgiens ont pu, à diverses époques, pratiquer de graves opérations à l'insu du malade qui en était l'objet. Nous en rapporterons plus loin les exemples les plus frappants.

En parcourant l'histoire des peuples et leurs coutumes, on retrouve certaines pratiques qui étaient alors inexplicables et qui appartenaient au domaine du surnaturel. Il est bien évident aujourd'hui qu'il ne s'agit que de phénoménes hypnotiques et que l'insensibilité à la douleur était provoquée par des pratiques analogues à celles qui servent encore à l'heure actuelle à déterminer cet état nerveux spécial.

Il nous a semblé intéressant dans cet historique de grouper ici les faits que nous avons pu retrouver et qui se rattachent par quelque côté à notre sujet.

Nous avons vu, dans le chapitre précédent, que les fakirs de l'Inde se plongent dans un état extatique qui leur permet de conserver pendant un temps incroyable les poses extravagantes qui attirent l'admiration et la vénération de leurs coréligionnaires. Nous nous sommes demandé à ce propos si quelques sectes de ces joguis ne se procuraient pas une certaine insensibilité corporelle à l'aide du haschish, qui est appelé en Orient herbe des fakirs.

Mais, en dehors de cette hypothèse, il est avéré, — les témoignages de Bernier, d'Anquetil Duperron et de divers auteurs qui ont décrit les mœurs de l'Inde en font foi — que la coutume des fakirs est de chercher l'extase dans la longue fixité du regard. D'après Bernier, « les parfaits joguis qui sont tenus pour de vrais illuminés ou parfaitement unis à Dieu, suspendent à volonté l'action de tous leurs sens et deviennent par conséquent insensibles par la pratique suivante : ils se tiennent seuls dans un lieu retiré, les yeux fixés en haut quelque temps, sans remuer aucunement, puis les ramènent doucement en bas et les fixent tous deux à regarder en même temps le bout du nez également et autant d'un côté que de l'autre ; ils se tiennent là attentifs sur le bout du nez jusqu'à ce que la lumière en laquelle ils voient Dieu survienne. D'autres fois ils s'unifient à Dieu en tenant arrêté pendant de longues heures un regard imperturbable sur un point imaginaire de l'espace. »

Il est impossible de ne pas reconnaître là le fait fondamental de l'hypnotisme.

L'histoire ecclésiastique du quatrième siècle fait mention de certains moines du mont Athos qui arrivaient à l'extase et à l'insensibilité par la contemplation obstinée de leur nombril, ce qui les avait fait appeler *omphalo-psychiens*. Voici la recette qu'ils nous ont laissée pour obtenir cet avant-goût de la béatitude céleste : « en élevant ton esprit au-dessus des choses vaines, appuie ta barbe sur ta poitrine ; tourne tes yeux et toute ta pensée vers le milieu de ton ventre, retiens ta respiration ; cherche dans tes entrailles la place du cœur ; d'abord tu trouveras des ténèbres très épaisses, mais si tu persévères dans cette pratique nuit et jour, tu trouveras une joie sans interruption. Lorsque l'esprit a trouvé la place du cœur il se voit lui-même lumineux » (1).

Les disciples d'Hussein-le-Martyr arrivaient au même degré d'insensibilité en écoutant le bruit prolongé et monotone de tambourins frappés suivant un rythme rapide.

Les Arabes de la secte de Sidi-Aïssa pratiquent des rites d'un caractère plus violent, mais dont l'efficacité n'a point d'autre principe que l'hypnotisation, et dont les effets sont le délire et une anesthésie

(1) Allatius. *De Eccl. occid. et orient. perpetuâ consencione*, lib. II, cap. 17.

à la fois superficielle et profonde, ainsi que Philips (1) a pu le vérifier lui-même.

N'est-ce pas dans le même ordre de phénomènes que doit rentrer le cas de ce prêtre, qui, au témoignage de saint Augustin, suspendait à volonté l'action de tous ses sens et paraissait comme un mort totalement insensible aux tortures qu'on lui faisait alors éprouver :

« *Presbyter fuit quidam nomine Restitutus in Paroecia Calamensis ecclesiæ, qui quando ei placebat (rogabatur autem ut hoc faceret ab eis qui rem mirabilem coram scire cupiebant), ad imitatas quasi lamentantis cujus libet hominis voces, ita se auferebat à sensibus, et jacebat simillimus mortuo, ut non solum vellicantes atque pungentes minimè sentiret, sed aliquando etiam igne ureretur admoto, sine ullo doloris sensu, nisi postmodum ex vulnere : non autem obnitendo, sed non sentiendo non movere corpus, eo probabatur, quod tanquam in defuncto nullus inveniebatur anhelitus : hominum tamen voces, si clarius loquerentur, tanquam de longinquo se audire postea referebat* » (2).

La foi, cette vertu théologale, quand elle est surexcitée peut exalter toutes nos facultés jusqu'à des degrés inconnus, et provoquer les plus étranges effets d'anesthésie et d'hyperesthésie, et entr'autres l'extase, laquelle, suivant les doctrines des brahmanes et de sainte Thérèse, élève l'âme jusqu'à Dieu, et, d'après le bouddhisme, peut nous faire goûter dès ce monde la béatitude suprême du nirvanâ.

Dans une ville d'Italie, un fanatique se crucifia lui-même ; au rapport du médecin qui le soigna, il ne souffrait pas de ses blessures tant que durait son délire religieux, tandis que, lorsque la raison lui revenait, il éprouvait des douleurs atroces (3).

L'état d'exaltation morale paraît également éteindre la sensibilité ; des soldats blessés mortellement au milieu d'un combat ont continué encore assez longtemps à se battre, sans s'apercevoir de leurs blessures, jusqu'à ce qu'ils tombassent tout à coup. Un soldat, sur un vaisseau enflammé, a la force d'achever avec son sabre de se couper une cuisse fracassée par le canon et de s'élancer à la mer pour éviter la

(1) PHILIPS. *Cours théorique et pratique de braidisme ou hypnotisme nerveux*. Paris, 1860.

(2) SAINT AUGUSTIN. *De Civitate Dei*, lib. XIV, cap. 24.

(3) *Dictionnaire des sciences médicales*, 1813.

mort. Des exemples d'anesthésie encore bien plus frappants se rapportent aux convulsionnaires de St-Médard.

Les convulsionnaires recevaient des blessures et même se faisaient crucifier sans paraître éprouver de douleur. Morand, chirurgien de l'Hôtel-Dieu de Paris, a décrit dans ses opuscules chirurgicaux une scène où il fut témoin de trois crucifiements ; les femmes qui se livraient volontairement à ce supplice prenaient alors les gestes, le langage, le ton de voix et les bégaiements d'un enfant. Dans une autre scène, une sœur se couchait en travers d'un brasier ardent, ce qui lui avait mérité le nom de *Salamandre*. D'autres avalaient des charbons ardents.

L'absence totale de sensibilité éclate encore mieux s'il est possible dans la pratique qu'on appelait les grands secours ou les *secours meurtriers*. Ces singuliers secours étaient des coups énormes de bûches, de barres de fer, de pierres, de pieux pointus que les convulsionnaires demandaient avec pleurs et gémissements et qui leur causaient toujours un contentement proportionné à la violence avec laquelle on les leur appliquait.

Dans la seconde moitié du dix-huitième siècle, le magnétisme animal opéra des cures merveilleuses.

Les procédés de Mesmer et de Cagliostro ne diffèrent en rien de l'hypnotisation actuelle.

Les partisans du mesmérisme, Pétetin, Dupotet, Puységur, Faria, Deleuze rapportent nombre de faits où « le fluide magnétique » chassait la douleur comme par enchantement. Dans le rhumatisme, dans les névralgies, dans les sciatiques le magnétisme amenait, paraît-il, ordinairement la guérison ; mais il fallait beaucoup de patience, et d'autant plus que la maladie était plus ancienne.

« Lorsque la douleur est fixée dans une partie, dit Deleuze (1), le premier effet du magnétisme est ordinairement de la déplacer, alors elle descend le long des membres et s'échappe enfin par les extrémités. »

Le même Deleuze, qui était un des plus ardents défenseurs du mesmérisme, a vu, dans les migraines violentes et périodiques, le magnétisme enlever entièrement le mal au bout d'une heure. « J'ai traité,

(1) DELEUZE. *Histoire critique du magnétisme animal*. Paris, 1813.

ajoute-t-il, une dame attaquée d'une maladie cruelle et propre à son sexe. Pendant un mois les effets du magnétisme furent miraculeux ; je calmais à l'instant les douleurs les plus vives, je donnais des forces extraordinaires ; mais ses effets s'affaiblirent au bout de deux mois. »

L'anesthésie hypnotique, appliquée à la prophylaxie de la douleur dans les opérations chirurgicales, ne fut longtemps admise qu'avec une certaine réserve. Le magnétisme animal n'avait jamais trouvé grâce devant les académies, et ce n'est pas sans quelque défiance que le monde savant reçut communication des observations tendant à prouver que le mesmérisme peut déterminer une anesthésie complète favorable à l'intervention chirurgicale. Ces faits sont rares, mais ils sont incontestables. Le premier en date est celui de Jules Cloquet et remonte à 1829. Nous le reproduisons à cause du retentissement qu'il a eu à l'époque et des contestations orageuses qu'il a soulevées.

« Madame Plantain, âgée de soixante-quatre ans, consulta M. Cloquet, le 8 avril 1829, pour un cancer ulcéré et qui était compliqué d'un engorgement considérable des ganglions axillaires correspondants. M. Chapelain, médecin de cette dame, n'avait pu obtenir d'autre résultat qu'un sommeil très profond, pendant lequel la sensibilité paraissait anéantie, les idées conservant toute leur lucidité. Il proposa à M. Cloquet de l'opérer pendant qu'elle serait plongée dans le sommeil magnétique. Ce dernier, qui avait jugé l'opération indispensable, y consentit et l'on décida qu'elle aurait lieu le 12 avril. La veille et l'avant-veille, la malade fut magnétisée plusieurs fois par M. Chapelain, qui la disposait, lorsqu'il était en somnambulisme, à supporter sans crainte l'opération, et qui l'amena même à en causer avec sécurité, tandis qu'à son réveil elle en repoussait l'idée avec horreur.

Le jour fixé pour l'opération, M. Cloquet trouva la malade habillée et assise dans un fauteuil dans l'attitude d'une personne paisiblement livrée au sommeil naturel ; M. Chapelain l'avait mise dans le sommeil magnétique. La malade parla avec beaucoup de calme de l'opération qu'elle allait subir. Tout étant disposé pour l'opérer, elle se déshabilla elle-même, et s'assit sur une chaise.

M. Chapelain soutint le bras droit ; le gauche fut laissé pendant le long du corps. M. Pailloux, élève interne de l'hôpital Saint-Louis, était chargé de présenter les instruments et de faire les ligatures.

Une première incision, partant du creux de l'aisselle, fut dirigée au-dessus de la tumeur, jusqu'à la face interne de la mamelle. La deuxième commença au même point, cerna la tumeur par en bas, et fut conduite à la rencontre de la première. M. Cloquet disséqua avec beaucoup de soins les ganglions engorgés, à raison de leur voisinage de l'artère axillaire, et extirpa la tumeur. La durée de l'opération a été de dix à douze minutes.

Pendant tout ce temps, la malade a continué à s'entretenir tranquillement avec l'opérateur et n'a pas donné le plus léger signe de sensibilité : aucun mouvement dans les membres ou dans les traits, aucun changement dans la respiration ni dans la voix, aucune émotion, même dans le pouls ne se sont manifestés ; la malade n'a pas cessé d'être dans l'abandon et l'impassibilité automatique où elle était quelques minutes avant l'opération. On n'a pas été obligé de la contenir, on s'est borné à la soutenir. Une ligature a été appliquée sur l'artère thoracique latérale, ouverte pendant l'extraction des ganglions ; la plaie étant réunie par des emplâtres agglutinatifs et pansée, l'opérée fut mise au lit, toujours en état de somnambulisme, dans lequel on l'a laissée quarante-huit heures. Une heure après l'opération, il se manifesta une légère hémorrhagie qui n'eut pas de suite. Le premier appareil fut levé le 14 ; la plaie fut nettoyée et pansée, sans que la malade témoignât ni sensibilité ni douleur. Après ce pansement, M. Chapelain réveilla la malade, dont le sommeil somnambulique durait depuis deux jours. Cette dame ne parut avoir aucune idée, aucun sentiment de ce qui s'était passé » (1).

L'anesthésie par l'hypnotisme a été le sujet de recherches et d'expériences faites en Angleterre vers 1845, par James Braid. L'encyclopédie d'anatomie et de physiologie du Dr Tood contient un article sur cette matière. Braid a pratiqué plusieurs opérations sur des individus hypnotisés (2). Son livre se compose de deux parties ; la première est presque exclusivement physiologique. C'est là que l'auteur étudie les phénomènes de l'hypnotisme et trace l'histoire de sa découverte ; il termine par des conclusions dont nous extrayons les passages suivants :

(1) *Bulletin de la Société de chirurgie*, t. X, p. 262.

(2) James Braid. *Neurypnology or the Rationale of Nervous sleep considered in relation with Animal magnetism*. London, 1843, in-12.

1° L'effet de la fixation continuelle de l'esprit et des yeux par la méthode et dans les circonstances que j'ai indiquées est de jeter le système nerveux dans une nouvelle condition accompagnée d'un état de somnolence.....

3° Dans cet état les sens s'émoussent incomparablement plus que dans le sommeil naturel.....

8° Cette méthode peut être utilisée pour modérer ou empêcher entièrement la douleur pendant les opérations chirurgicales.

La deuxième partie de l'ouvrage de Braid est relative aux applications thérapeutiques de l'hypnotisme et se compose de diverses observations recueillies sur des individus atteints de maladies très diverses. C'est au milieu de cette longue liste que figure le passage suivant relatif à l'anesthésie chirurgicale. Il est placé, on ne sait pourquoi, entre les maladies du cœur et la dyspepsie :

« En considérant le pouvoir de l'hypnotisme pour émousser les sensations morbides, je signalerai son pouvoir pour soulager ou empêcher extrêmement la douleur des opérations chirurgicales. Je suis tout à fait certain que l'hypnotisme est capable de jeter le patient dans un état tel que la douleur de l'opération ne sera pas du tout perçue, ou sera grandement atténuée, suivant le temps employé et la manière de procéder. Ainsi j'ai moi-même *arraché des dents sans douleur à six malades hypnotisés*, et à plusieurs autres avec si peu de douleur qu'ils ne savaient pas que leurs dents étaient extraites... Mon ami et confrère, M. Gardom, a également enlevé des dents à plusieurs malades sans qu'ils s'en soient aperçus.

Je pense toutefois que, pour arriver à ce résultat, il est tout à fait nécessaire que le patient, au moment où il s'asseoit, ignore que l'opération va être pratiquée séance tenante. Sans cela la distraction d'esprit résultant de cette cause peut le rendre incapable d'être hypnotisé assez profondément pour devenir tout à fait insensible. L'observation suivante vient à l'appui de cette opinion. M. Walker me fit venir et me dit qu'il éprouvait un violent mal de dent, qu'il voulait se faire arracher sa dent, mais qu'il avait tellement souffert précédemment en subissant des opérations semblables qu'il ne s'y résoudrait pas cette fois à moins d'être hypnotisé. Il avait été fréquemment hypnotisé et était hautement accessible à cette influence. Je lui dis que je serais très heureux d'essayer, mais que je ne pourrais réussir à supprimer totalement la douleur s'il ne pouvait détourner son esprit de la pensée de l'opération. Il s'assit et fut rapidement hynoptisé, mais je ne pus produire ni la rigidité des membres, ni l'insensibilité au pincement qu'on obtenait d'ordinaire si rapidement chez lui. Il me raconta que tout avait marché comme de coutume jusqu'à un certain moment, mais qu'il commença alors à se dire : « maintenant il va me mettre l'instrument dans la bouche », et qu'à partir de ce moment les effets de l'hypnotisme n'avancèrent plus. La douleur était dissipée et nous nous quittâmes. Le soir il me fit venir de nouveau et j'essayai une seconde fois avec le même résultat. Alors je le réveillai, je lui dis que je ne pourrais pas l'amener à l'insensibilité complète et que j'allais par conséquent lui arracher sa dent maintenant qu'il était éveillé.

J'arrachai la dent, il en eut conscience, mais il éprouva si peu de douleur qu'il ne voulait pas croire que l'opération fût faite. Je lui demandai alors de se laisser hypnotiser une fois de plus ; et il devint rigide et insensible à un haut degré, en moins de temps que je ne l'avais vu chez lui jusqu'alors.

De ce fait et de plusieurs autres qu'il a observés, Braid conclut que lorsqu'on veut pratiquer une opération tout à fait sans douleur dans l'état hypnotique, on doit demander le consentement du patient pour l'opérer une fois ou l'autre, mais qu'il ne faut pas lui laisser connaître quand on l'opérera ; sans cela, on échouerait le plus souvent.

Braid rapporte ensuite les deux observations suivantes :

« Une dame avait un abcès dépendant de l'apophyse orbitaire du frontal. On donna issue au pus par une petite ponction : l'ouverture se réunit par première intention et fut ouverte de nouveau, quand il le fallut, avec la lancette. Elle souffrait tellement à chaque occasion qu'elle m'invita à l'hypnotiser ; quoique je n'eusse pas osé pousser l'hypnotisme très loin, à cause de l'état du cerveau, elle supporta l'opération sans se plaindre. Une fois je voulus savoir ce qu'elle éprouverait si je l'opérais sans l'hypnotisme ; le résultat fut si douloureux que je résolus désormais de toujours l'hypnotiser pour les opérations et alors tout alla bien.

Un adulte, atteint aux deux pieds de la pire variété de pied-bot varus, eut le premier pied opéré sans hypnotisme, et l'autre dans le premier degré de l'hypnotisme : l'avantage de cette dernière opération, quant à la douleur présente et quant aux résultats ultérieurs, fut très remarquable. J'ai opéré jusqu'ici plus de trois cents pieds-bots et je puis affirmer que je n'ai jamais obtenu de résultat aussi satisfaisant que celui-là. »

Ici se termine le passage relatif à l'anesthésie chirurgicale.

Vers la même époque, une amputation de cuisse au-dessus du genou était pratiquée sans douleur, pendant le sommeil magnétique, par M. Ward, dans un hôpital d'Angleterre (1).

Voici le résumé de cette opération qui a été le sujet d'une discussion assez animée, lors de sa publication, à la Société royale de médecine et de chirurgie de Londres.

Il s'agit d'un homme de quarante-deux ans qui souffrait d'une affection du genou depuis cinq ans quand il entra à l'hôpital de Wellow le 21 juin 1842. M. Topham commença alors à le magnétiser ; mais les effets de cette action furent d'abord très lents et bornés à l'appesantissement des paupières. Plus tard, les effets de ce moyen furent plus prompts et amenaient l'allégement des douleurs ; un peu de bien-être général s'était même produit. Toutefois, l'affection très avancée n'était curable que par l'opération. M. Ward, ancien chirurgien de l'hôpital Saint-Barthélemy, fut rendu témoin de l'insensibilité produite par la magnétisation et de la possibilité de limiter cette anesthésie sur tel ou tel point de ses membres.

L'opération fut décidée pour la fin de septembre et pratiquée par M. Ward. Après avoir convenablement placé le malade, M. Topham le soumit à l'action magnétique et indiqua à M. Ward le moment où il pourrait commencer. Celui-ci pratiqua l'amputation à lambeaux. La première section se fit sans que l'opéré donnât le moindre signe de sensibilité ; après la seconde incision il fit entendre seulement quelques murmures. Au reste, son aspect extérieur ne fut nullement modifié et, pendant tout le reste de l'opération, qui exigea vingt minutes, il fut immobile comme une statue. Interrogé sur ce qu'il avait éprouvé pendant l'opération, il déclare n'avoir ressenti aucune douleur.

La même année, en France, le Dr Loysel, de Cherbourg,

(1) *Account of a case of successfull amputation of the thigh during the Mesmeric state without the knowledge of the patient*, by W. TOPHAM and W. WARD. — Remarks, by J. ELLIOTSON. In-8, London, 1842-1843.

annonce (1) qu'il a pratiqué une amputation de jambe sous l'influence du sommeil magnétique et qu'une parfaite insensibilité avait permis d'accomplir l'opération sans douleur.

Mlle d'Albanel, âgée de 13 ans, était atteinte depuis quatre ans d'une tumeur blanche du pied droit.

Fatiguée de traitements inutiles, la jeune fille demande l'amputation qui depuis longtemps avait été vainement proposée. Mais elle redoute ce moyen extrême et semble vouloir l'ajourner indéfiniment. A cette même époque, Loysel assiste à des expériences magnétiques. Il observe, comme phénomène principal, l'abolition partielle ou générale de la sensibilité. Frappé de ces résultats, il songe à les utiliser en faveur de sa jeune malade et, dès les premiers jours d'avril, il la fait magnétiser. (L'observation démontre que la jeune malade est manifestement hystérique.)

Pendant un mois plusieurs magnétiseurs se succèdent et n'obtiennent qu'un sommeil léger. Ensuite la magnétisation est régulièrement pratiquée par M. Durand qui, à la neuvième séance, développe les premiers effets du somnambulisme. Malgré les efforts du magnétiseur dirigés uniquement dans le but d'obtenir l'insensibilité, elle ne commença à se montrer qu'à la 58e séance. Depuis lors elle s'est accrue lentement. Elle ne devient complète et absolue qu'à la 162e magnétisation. On peut alors à l'aide d'une aiguille traverser les membres sans provoquer la plus légère douleur. Deux confrères et beaucoup d'autres personnes sont témoins de ce fait.

L'opération est fixée au 2 octobre. Le 30 septembre et le 1er octobre, la malade est magnétisée dans la position où elle doit être opérée.

Le 2 octobre, elle est assise et endormie comme les jours précédents à 11 heures 1/2.

A midi, on enfonce un stylet dans la jambe pour s'assurer que l'insensibilité est complète. Après quelques nouvelles passes magnétiques, le magnétiseur avertit qu'on peut avec une entière sécurité procéder à l'opération commencée à midi et demi.

A deux centimètres environ au-dessus des malléoles, incision circulaire de la peau, puis deux autres incisions perpendiculaires à la pre-

(1) LOYSEL. *Recueil d'opérations chirurgicales pratiquées sur des sujets magnétisés.* Cherbourg, 1845.

mière, puis dissection des lambeaux. Rien dans l'attitude et l'aspect de la malade ne peut faire soupçonner ce qui vient d'être fait.

Pendant la section des muscles, la malade semble sortir du sommeil sans cesser tout à fait de sommeiller ; elle cause à voix basse avec son magnétiseur. L'attitude est toujours la même et les membres sont toujours aussi immobiles que si l'on opérait sur un cadavre.

Pendant la section des os, tout entretien avait cessé, puis à la fin, comme si la malade « eût été instinctivement avertie par le bruit de la scie », elle prononça quelques paroles de reconnaissance à l'adresse des personnes qui lui donnaient des soins.

Le pansement terminé, la malade, vers une heure, fut reportée dans son lit. Un quart d'heure après elle est réveillée par le magnétiseur, puis jetant un coup d'œil sur son lit, elle dit : « Ah ! c'est fini, je le vois, quel bonheur ! merci, messieurs, merci ! »

Priée de dire ce qu'elle a ressenti ou éprouvé pendant le sommeil magnétique, elle répond :

« Je ne sais rien, je n'ai ressenti aucune douleur, je ne me souviens de rien. »

L'année suivante, en 1846, Loysel pratiqua trois nouvelles opérations dans les mêmes conditions.

Un article du Dr Charpignon publié dans la Gazette des hôpitaux ajoute aux faits précédents les observations suivantes :

En 1847, le Dr Ribaud et M. Kiaro, dentiste, enlèvent à Poitiers une tumeur volumineuse de la mâchoire à une fille endormie par M. Valette.

En mars 1845, amputation de la cuisse d'un jeune homme par le Dr Fanton ; en septembre 1845, amputation du bras de Mme Northway par le Dr Joly. Vers la même époque, amputation de la cuisse sur miss Lakin par le Dr Toswel.

Nous citerons enfin, sans en garantir la complète exactitude, les deux cent soixante et une opérations faites sous l'influence du mesmérisme en 1852, par Esdaile, chirurgien de la présidence de Calcutta (1). Voici le procédé suivi par ce chirurgien : il fait coucher le patient sur une table peu élevée, dans une chambre peu éclairée. Un

(1) Esdaile. *Natural and Mesmeril clairvoyance, with the practical application of mesmerism. in Surgery and medicine.* London, 1852.

jeune homme quelconque pris au hasard parmi les gens du service se place debout à la tête du lit, s'incline en avant et place son visage au-dessus du visage du patient ; il reste dans cette attitude un quart d'heure, une demi-heure, une heure, en exécutant avec les mains, des passes magnétiques jusqu'à ce que le sujet soit endormi. On fait ordinairement plusieurs séances, à vingt-quatre heures d'intervalle, avant de pratiquer l'opération, et on remarque en général, comme chez beaucoup d'individus hypnotisés, que les sujets qui ont déjà été endormis un certain nombre de fois, s'endorment plus facilement et plus vite à chaque séance nouvelle. Esdaile appelait ce procédé *procédé indien*, pour le distinguer du procédé des magnétiseurs européens.

Nous sommes loin d'avoir énuméré tous les faits dans lesquels l'hypnotisme a été mis à profit pour produire l'anesthésie chirurgicale ; mais les observations que nous avons citées suffisent à montrer que l'on peut obtenir l'anesthésie la plus complète par ce procédé qui n'a pas d'ailleurs été complètement abandonné depuis que nous possédons l'éther et le chloroforme.

En décembre 1859, en effet, tous les journaux de médecine annoncèrent la découverte d'un nouvel anesthésique bien plus simple que l'emploi du chloroforme et surtout beaucoup plus inoffensif. Ce procédé n'était autre que l'hypnotisme dont les applications à l'anesthésie chirurgicale venaient d'être de nouveau découvertes par Broca qui ignorait les observations antérieures de Braid.

Broca, ayant eu connaissance des phénomènes d'insensibilité hypnotique auxquels il avait été initié par le Dr Azam, de Bordeaux, eut l'idée d'y chercher les éléments d'un nouveau procédé propre à remplacer le chloroforme dans les opérations chirurgicales ; et bientôt une observation satisfaisante était présentée à la Société de chirurgie et à l'Académie des sciences. « Si la chirurgie, dit Broca, dans sa communication (1), possédait un moyen anesthésique tout à fait inoffensif, il faudrait se montrer sévère pour toutes les méthodes nouvelles et exiger d'elles, avant de les adopter, une longue série de succès authentiques. Mais dans l'état actuel des choses, lorsque tout chirurgien peut craindre d'être l'auteur de la prochaine observation de mort par le chloroforme, tout moyen inoffensif qui a réussi une seule fois mérite d'être mis à l'étude. »

(1) *Bulletin de la Société de chirurgie*, 1859.

L'observation de Broca, patronnée par Velpeau, qui en avait fait part à l'Institut, excita dans le monde savant une grande émotion ; tous les chirurgiens essayèrent dans leur service du nouveau procédé d'anesthésie ; des succès furent rapportés par Velpeau, Follin, Natalis Guillot, Préterre, etc... M. Verneuil rapporta des expériences qu'il fit sur un jeune médecin brésilien très accessible à l'hypnotisme. Il expérimenta sur lui-même et se procura ainsi un état qui, sans être le sommeil hypnotique proprement dit, présenta les plus grandes analogies avec la forme cataleptique, car le bras étendu horizontalement pouvait garder cette attitude pendant douze à quinze minutes, presque sans fatigue (1).

Sur une quinzaine d'expériences faites sous ses yeux, à la Charité, Velpeau en a vu réussir six. M. Richet a essayé sept fois de l'hypnotisme à l'hôpital Saint-Louis, mais il a échoué sept fois (2).

Enfin, quelques jours après la communication de Broca, le Dr Guérineau de Poitiers, faisait part à l'*Académie de médecine*, d'une amputation de cuisse qu'il avait pratiquée sur un homme plongé dans le sommeil hypnotique (3).

Depuis cette époque, un grand nombre d'opérations ont été faites dans ces conditions, notamment en Angleterre ; et tout récemment encore, M. Mesnet rappelait à l'*Académie de médecine* que M. Tillaux avait pu pratiquer une colporrhaphie sur une jeune fille plongée dans le sommeil hypnotique (4).

En dépit de la réalité des faits d'insensibilité hypnotique mise à profit par les chirurgiens à diverses époques, notamment de 1842 à 1846, et en 1860, les tentatives ne pouvaient se généraliser, et l'explication en est facile à fournir.

Le sommeil hypnotique ne peut pas s'obtenir, en effet, chez tous les sujets ; on échoue le plus souvent quand on cherche à le déterminer chez des hommes. Dans la majorité des cas, il ne s'obtient que chez des femmes, prédisposées par un état nerveux plus ou moins évident ; dans les observations citées, ce sont presque toujours des femmes qui sont en cause, et le plus souvent des femmes hystériques.

(1) MATHIAS DUVAL. Art. Hypnotisme du *Nouveau dictionnaire de médecine et de chirurgie pratiques.*

(2) *Bulletin de la Société de chirurgie*, t. X, p. 260, 264, 266.

(3) *Gazette des hôpitaux*, 29 décembre 1859.

(4) *Bull. de l'Acad. de médecine* (Séance du 30 juillet 1889).

De plus, les résultats ne sont pas toujours ceux que l'on cherche à obtenir; on s'expose à déterminer, au lieu de l'anesthésie cherchée, de l'hyperesthésie ou d'autres accidents. Dans aucun cas, on ne peut être certain à l'avance du résultat qui va se produire.

Enfin l'anesthésie utile au chirurgien ne peut être obtenue chez les sujets même les plus favorables qu'après une série d'hypnotisations quotidiennes.

D'un autre côté, on n'opère jamais un malade qu'on n'ait obtenu son consentement formel. Or, d'après Philips, la braidisation serait souvent impraticable sur une personne émue par la perspective d'une opération imminente.

CHAPITRE V

ÉMOTIONS — DISTRACTIONS

L'intensité de la douleur est en rapport avec le degré d'attention qu'on lui accorde. C'est un fait qu'on a pu observer de tout temps, et en maintes circonstances.

L'exemple des soldats qui, dans le feu de l'action, ne sentent pas leurs blessures et n'en continuent pas moins de combattre est banal.

L'histoire nous fournit de nombreux exemples de cette espèce de révulsion morale, pendant laquelle le sentiment de la douleur s'efface, quand d'autres pensées, d'une nature toute différente, occupent fortement l'esprit.

Mucius Scœvola haranguait le peuple sans s'émouvoir, tandis que sa main brûlait sur un brasier.

Tous les martyrs de la religion enduraient avec calme les plus affreux tourments en songeant à la récompense qui les attendait dans une autre vie.

Les prodiges de patience et d'impassibilité attribués aux stoïciens ne doivent pas s'expliquer d'une autre manière. De même le fait de ces sauvages qui se laissent couper par morceaux sans proférer la moindre plainte.

Jusqu'où peut aller l'insensibilité physique quand l'imagination est fortement exaltée? On raconte que les enfants de Sparte, déchirés de coups de fouets, sur l'autel de Diane, expiraient sans proférer une plainte. Un enfant de Lacédémone, ayant dérobé un renard, le cacha sous sa tunique et se laissa déchirer le ventre avec les dents et les ongles de cet animal, et mourut sans se plaindre, de crainte d'être découvert.

Une forte contention d'esprit, une méditation profonde, le délire, la démence peuvent suspendre la sensibilité et empêcher la perception de la douleur; c'est ainsi que certains maniaques passent dés jours entiers et même des nuits exposés au froid le plus rigoureux, sans proférer une plainte.

On voit tous les jours la passion de la musique, celle de la lecture, suspendre, assoupir comme par enchantement les douleurs les plus aiguës ; l'infortuné Dolomieu, livré à toutes les horreurs de la faim, dans un cachot infect du royaume de Naples, parvenait à alléger en partie ses souffrances, en occupant fortement sa pensée par la composition de son Traité de philosophie minéralogique ; tandis que, privé de cette précieuse ressource, son domestique sentait s'accroître incessamment les tortures de l'inaction.

Il n'est pas de chirurgien qui n'ait rencontré plusieurs fois des malades supportant, sans la moindre plainte, des opérations parfois longues et douloureuses. En général, ces malades sont d'une loquacité extraordinaire, faisant parade de leur courage et se faisant un point d'honneur d'égayer par leurs propos les assistants, tant que dure l'opération. Cette surabondance de paroles n'est-elle pas pour eux un moyen de s'abstraire de l'opération elle-même ?

Ce moyen, il est vrai, ne leur réussit pas toujours : témoin ce paladin ridicule qui ne se faisait saigner que debout, et la lance au poing, prétendant que le sang d'un preux chevalier ne devait pas être versé autrement. Ayant reçu, au côté, une blessure qui exigea de profondes incisions, il eut beau vouloir rester armé et levé, au premier coup de *bistorie*, dit Brantôme, la pertuisane lui tomba des mains, et il se mit à crier de toutes ses forces, c'est-à-dire que le héros disparut et qu'il n'en resta qu'un homme ordinaire.

Louis XIV, pendant que Félix l'opérait de la fistule à l'anus, cria comme eût fait, en pareil cas, le plus petit de ses sujets. D'abord il avait essayé de se faire violence et de conserver sa supériorité, mais la douleur l'emporta sur la résolution, et bientôt ce monarque si grand ne fut plus qu'un simple mortel.

Cependant un certain nombre de malades ont pu subir de graves opérations chirurgicales sans qu'une plainte soit sortie de leur bouche. C'était dans la plupart des cas à l'enthousiasme religieux qu'était due cette révulsion. Percy, chirurgien principal des armées, a extirpé une mamelle cancéreuse à une femme d'une piété accomplie, laquelle, au plus fort des douleurs et lorsque le corps en était le plus cruellement agité, souriait et parlait tranquillement à un crucifix qu'elle tenait à la main.

Une autre fois il opéra d'un anévrysme de l'artère poplitée un directeur de séminaire qui, quoique jeune encore et assez impressionnable, supporta l'opération, alors très compliquée et très douloureuse, avec un silence et un calme aussi imperturbables que si elle eût été faite à un autre et qu'il n'eût pas été question de lui (1).

Velpeau nous apprend que le comte de Mansfeld se fit couper un bras au son des trompettes (2).

C'est surtout lorsque la préoccupation du malade est un obstacle à l'intervention chirurgicale, et lorsque celle-ci doit être prompte, que les chirurgiens ont souvent mis à profit une émotion vive, une frayeur subite et provoquée.

Jussy, l'un des chirurgiens de l'hôpital Saint-Jacques, de Besançon, n'ayant pu réduire une luxation du bras chez un maçon robuste, recommanda en secret à l'un de ses aides de lui appliquer un vigoureux soufflet. La réduction fut instantanée (3).

Jean Firmin, dit le Furet, fameux renoueur des environs de Gruyère, en Lorraine, avait aussi pour coutume de ne pas épargner les joues des individus de toute classe qui, ayant un os luxé, se roidissaient trop, comme il avait l'habitude de le dire, et ne laissaient point aller assez le membre.

Aux uns, il faisait appliquer, à l'improviste, un bon soufflet ; aux autres, il faisait brûler les cheveux, la barbe, ou la chemise ; et pendant que le malade ou les assistants éteignaient le feu, Firmin n'ayant plus de contractions musculaires à surmonter, terminait tranquillement son opération (4).

Dupuytren était habile dans ce genre d'influence et savait en tirer heureusement parti. Un jour on amène à l'hôpital une femme qui n'appartenait pas à la dernière classe du peuple. Elle s'était luxé le bras, et déjà des tentatives de réduction avaient été faites inutilement. Les aides sont disposés pour l'extension et la contre-extension : deux nouvelles tentatives échouent. Alors Dupuytren s'écrie : « Madame, on

(1) *Dict. des sciences médicales*, 1813.
(2) Velpeau. *Médecine opératoire*, Paris, 1839.
(3) *Dict. des sc. méd.*, 1821. Art. Soufflet.
(4) *Idem.*

n'est jamais trahi que par les siens ; vous vous adonnez au vin, et c'est votre fils qui me l'a dit ? » Cette pauvre malade, qui était d'une sobriété exemplaire, éprouva une telle émotion qu'elle allait avoir une syncope.

Dupuytren saisit ce moment de défaillance et opéra avec facilité la réduction. Il se prit alors à rire et dit à la malade en lui frappant sur la tête : « Je sais, madame, que vous ne buvez que de l'eau, mais c'est encore votre fils qui me l'a dit » (1).

(1) VIDAL de Cassis. *Essai historique sur Dupuytren*. 1835.

CHAPITRE VI

BREUVAGES NARCOTIQUES

Propriétés de la mandragore connues dès Hippocrate. — Témoignages de Dioscoride, de Pline. — Les narcotiques au moyen âge : Théodoric. — Guy de Chauliac. — Les victimes de l'Inquisition. — Les narcotiques à l'époque de la Renaissance : Pesta, Bodin. — Leur emploi au XVIIe siècle. — On en continue l'usage dans les temps modernes : Sassard, Gerdy, H. Demme. — B. Bell et Lisfranc les condamnent.

L'usage des diverses plantes narcotiques pour supprimer ou atténuer la douleur remonte fort loin, puisqu'il est déjà question dans Homère d'une racine que Machaon, l'aîné des enfants d'Esculape, appliqua sur la plaie de Ménélas, pour « apaiser la douleur » (1).

Les breuvages somnifères qui ont été employés dans tous les temps, comme nous le verrons dans la suite, étaient surtout composés avec les sucs de plantes de la famille des solanées et des papavéracées. Le pavot, la morelle, la jusquiame, la mandragore, la ciguë, la laitue vireuse, etc., entraient dans la préparation de ces drogues.

Les propriétés narcotiques, de la mandragore étaient célèbres dès le temps d'Hippocrate. On savait également dès lors qu'à forte dose elle excite le délire et la fureur. Les anciens l'employaient non seulement pour remédier à l'insomnie, mais encore pour apaiser les douleurs violentes. L'odeur seule des fruits passait pour provoquer le sommeil. L'action stupéfiante de cette plante était si connue du vulgaire même qu'on disait proverbialement d'un homme apathique et insouciant pour ses propres affaires qu'il avait pris de la mandragore (2).

Le passage suivant, extrait de Pline, prouve qu'on avait recours à son emploi pour éviter la douleur des opérations :

(1) *Iliade*, lib. IV, v. 218.
(2) *Dict. des sciences méd.*, 1818.

« *Gravedinem etiam afferunt olfactu : quanquam mala in aliquibus terris manduntur, nimio tamen odore obtumescunt ignari. Potu quidem largiore etiam moriuntur. Vis somnifica pro viribus bibentium. Media potio cyathi unius. Bibitur et contra serpentes, et ante sectiones punctionesque, ne sentiantur. Ob hæc satis est aliquibus somnum odore quæsisse* » (1).

« L'odeur seule (du suc de la mandragore), en porte à la tête. En quelques contrées, on en mange les fruits ; cependant la violence de cette odeur étourdit ceux qui n'y sont pas habitués ; et une dose trop forte du suc donne la mort. A une dose variable suivant les forces du sujet, il est soporifique ; la dose moyenne est d'un cyathe (0 litre 045). On l'administre et contre les serpents, et avant les incisions et les ponctions pour engourdir la sensibilité. Il suffit, pour cet effet, à quelques personnes de s'être procuré le sommeil par l'odeur qu'il exhale » (Traduction de Littré).

Dioscoride exprime la même opinion ; seulement il indique une dose beaucoup plus forte : « *Dantur ex eo terni cyathi, his qui secari ant uri debent* » (2).

Voici comment s'exprime son commentateur Matthiole :

« Il en est qui font cuire la racine de mandragore avec du vin jusqu'à réduction à un tiers. Après avoir laissé clarifier la décoction ils la conservent et en administrent trois cyathes (0 litre 135) pour faire dormir ou amortir une douleur véhémente, ou bien avant de cautériser ou de couper un membre, afin d'éviter qu'on en sente la douleur. Il existe une autre espèce de mandragore appelée *morion*. On dit qu'en mangeant un drachme de cette racine, mélangée avec des aliments ou de toute autre manière, l'homme perd la sensation et demeure endormi pendant trois à quatre heures : les médecins s'en servent quand il s'agit de couper ou de cautériser un membre ».

La mandragore conserva longtemps sa réputation, et nous la retrouverons encore employée au moyen âge.

D'après Frontin, Annibal s'en servit adroitement dans l'occasion suivante. Envoyé par les Carthaginois contre des Africains révoltés, il feignit de se retirer après un léger combat, et laissa derrière lui

(1) PLINE L'ANCIEN. Hist. nat., lib. XXV, cap. 94.
(2) DIOSCORIDE. Livre IV, chap. 76.

quelques tonneaux de vin où il avait fait infuser des racines de mandragore. Les barbares, qui le burent avec avidité, ne tardèrent pas à en éprouver les funestes effets, et Annibal, revenu sur ses pas, eut facilement raison d'ennemis plongés dans une profonde stupeur.

Buchanan, dans son histoire d'Écosse, rapporte un fait tout semblable. Swénon, roi du Danemarck, ayant fait une invasion en Écosse, les habitants de ce pays, pendant une trève, fournirent à ses soldats une boisson empoisonnée, qui les jeta dans une ivresse qui ne leur permit pas de se défendre. A peine Swénon lui-même put-il échapper au carnage horrible que les Écossais firent de ses sujets. C'est à la belladone, et non à la mandragore, qui ne croît pas dans ces contrées, qu'on rapporte cette défaite.

Après les assertions de Pline et Dioscoride touchant les propriétés anesthésiques de la mandragore, nous trouvons celle de Dodoëns qui, après avoir énuméré les diverses vertus de cette plante, ajoute :

« Le vin auquel on a mis tremper ou cuire la racine de mandragore fait dormir, et appaisse toutes douleurs par quoy on le donne proufitablement à ceux, ausquelz on veut coupper, sier, ou brusler quelque partie du corps, à fin qu'ilz ne sentent la douleur. La flaireur des pommes faict dormir, mais beaucoup mieux le jus d'icelles pris au dedans (1) ».

D'après les évangélistes Marc et Mathieu, les juifs avaient coutume de donner un narcotique aux condamnés qui devaient être crucifiés. On sait que le Christ ne voulut pas diminuer par ce moyen artificiel les souffrances de sa passion, et qu'il refusa le breuvage.

Au moyen âge, l'art de préparer des substances très actives capables d'engourdir les sens et même de causer promptement la mort a été poussé fort loin.

Ces préparations narcotiques étaient très nombreuses et paraissent avoir été employées couramment par un certain nombre d'opérateurs, comme on peut s'en convaincre en lisant les traités de chirurgie de l'époque, notamment ceux de Guy de Chauliac et de Théodoric. Ce Théodoric, chirurgien fort renommé, moine-prêcheur, puis évêque à Bitonte et à Cervia, et qui avait été élève de Hugues

(1) DODOENS. *Histoire des plantes*, trad. du bas allemand, par CHARLES DE L'ESCLUSE, p. 297.

de Lucques, indique, à la fin de son *Traité de chirurgie*, une confection soporifique, faite d'après la recette de son maître, et qu'il recommande aux opérateurs : *Confectio soporis, a chirurgià facienda secundum dominum Hugonem*. D'après la relation qu'a donnée plus tard Guy de Chauliac de cette préparation et de son mode d'administration, il semble qu'elle était donnée à respirer au malade. Ce serait la première tentative de l'anesthésie par la voie pulmonaire ; nous y reviendrons dans le chapitre suivant.

Deux siècles plus tard, Guy de Chauliac, régent de l'Université de Montpellier, publiait son « Guidon » où il nous apprend que l'opium était administré à l'intérieur avant les opérations chirurgicales.

« Les autres donnent opium à boire, et font mal, spécialement s'il est ieune : et le apperçoivent, car c'est avec grande bataille de vertu animale et naturelle. Iay ouy qu'ilz encourent manie et par conséquent la mort » (1).

Boccace, dans une de ses nouvelles, raconte qu'un certain Mazzeo de la Montagne, chirurgien célèbre à Salerne, opérait ses malades après leur avoir fait prendre une eau endormante qu'il préparait lui-même. Ce Mazzeo ayant commis la faute de prendre femme à un âge avancé, sa jeune épouse prenait ses divertissements aux dépens d'autrui.

Or, un jour, le chirurgien eut l'occasion de voir un malade qui avait une jambe toute pourrie, auquel il fallut la couper pour ôter un os gangrené. Maître Mazzeo, craignant que le malade ne put supporter la douleur de l'opération, résolut de l'endormir auparavant avec une eau dont il avait seul la recette. Il se mit aussitôt à distiller cette eau soporifique et après qu'il en eut une quantité suffisante, il la mit dans une fiole qu'il posa sur la fenêtre sans dire à personne ce que c'était.

Appelé dans une localité voisine, il dut remettre l'opération au lendemain ; pendant son absence la belle appelle son galant qui, pris d'une soif ardente et ne trouvant dans la chambre d'autre eau que celle de la fiole, l'avale jusqu'à la dernière goutte. L'eau fit son effet, et notre homme s'endormit un moment après. La dame surprise le secoue pour le réveiller, sans résultat ; elle se met à lui pincer le nez et à lui arracher par douzaine les poils de la barbe. Elle n'en est pas

(1) GUIDON en français. Trad. de JEHAN CANAPPE. Lyon, 1538, p. 258.

plus avancée : pas le moindre signe de vie, de sorte qu'elle commença à croire qu'il était mort. Elle l'agite de nouveau, le pince plus vivement, lui pose les doigts sur la flamme de la chandelle et voyant qu'il se brûle sans les retirer, elle ne doute plus qu'il ne soit mort. Elle le plaça alors dans un coffre, où il ne se réveilla que le lendemain, « un peu avant le jour, le corps brisé, moulu, et la tête étourdie... » (1).

Bien qu'il ne s'agisse là que d'un conte du *Décameron*, auquel nous ne voudrions pas accorder plus de confiance qu'il n'en mérite, ne paraît-il pas vraisemblable que Boccace, décrivant si bien les effets de la narcotisation, les avait réellement observés en d'autres circonstances ? On voit donc que l'anesthésie la plus complète pouvait être obtenue à l'aide de certaines de ces préparations d'un emploi courant à cette époque.

L'usage des breuvages somnifères et anesthésiques se répandit dans le public et permit fréquemment aux victimes de la sainte Inquisition d'échapper aux horreurs de la torture. L'insensibilité à la douleur physique, pendant la question, est un fait constaté par les inquisiteurs eux-mêmes. Nicolas Eymeric, grand inquisiteur d'Aragon, se plaint amèrement de l'impuissance de la question à l'égard de certains coupables, accusant de sorcellerie, de connivence avec le diable, les impassibles victimes (2).

Un autre inquisiteur, François Pegna, déplore le fait de la manière suivante : « Certains, par leurs sortilèges, deviennent comme insensibles et mourraient dans les supplices plutôt que de rien avouer » (3).

Hippolytus, professeur de jurisprudence, à Bologne, en 1524, assure dans sa pratique criminelle avoir vu des accusés demeurer comme endormis au milieu des tortures et plongés dans un engourdissement en tout semblable à celui qui résulterait de l'action des narcotiques.

Etienne Taboureau, contemporain de Pegna, a décrit également l'état soporeux qui dérobait les condamnés aux souffrances de la torture. Suivant lui, il était devenu presque inutile de donner la question, la recette engourdissante étant connue de tous les geôliers, qui ne

(1) Boccace. *Le Décameron*. Nouvelle X de la 4e journée.
(2) N. Eymério. *Directoire des Inquisiteurs, avec commentaires et scholies de François Pegna*. Rome, 1358.
(3) *Idem*.

manquaient pas de la communiquer aux malheureux captifs destinés à subir cette cruelle épreuve (1).

A la fin du seizième siècle, les préparations narcotiques étaient encore employées dans le but spécial d'obtenir l'anesthésie chirurgicale, ainsi qu'en témoignent divers passages de la *Magie naturelle* de Pesta et de la *Démonomanie des sorciers.*

Pesta conseille d'employer sous forme solide ou sous forme liquide, un mélange de jus de pavot, de mandragore, de ciguë, de semences de jusquiame, auquel on a ajouté du musc. Il parle encore d'une autre substance, obtenue par la distillation du jus de pavot, mélangé à d'autres « compositions » et dont le produit était employé « dans la proportion de ce que peut contenir une coquille de noix ». Il existait même une autre formule plus active, dont les bases étaient les mêmes, et dont « la grosseur d'une fève » était suffisante pour obtenir le sommeil et l'insensibilité à la douleur (2).

D'après Bodin, l'auteur de la *Démonomanie des sorciers* « on peut bien endormir les personnes avec la mandragore, et autres breuvages narcotiques, en sorte que la personne semblera morte, et néantmoins il y en a qu'on endort si bien, qu'ils ne resveillent plus, et les autres ayans pris tels breuvages, dorment quelquefois trois ou quatre jours sans esveiller comme on faict en Turquie à ceux qu'on veut chastrer, et se pratiqua en un Gascon du bas Languedoc, estant esclave, qui depuis fut racheté » (3).

Ce passage nous apprend que ces procédés étaient aussi employés en Orient dans l'opération de la castration.

A cette même époque, la narcotisation était obtenue, non seulement par les breuvages, mais encore par des frictions avec certains onguents. En effet, d'après Bodin, les sorciers ne faisaient usage d'aucun breuvage narcotique. D'autre part, le célèbre compilateur Del Rio nous apprend qu'ils se servaient « d'onguents narcotiques naturels, composés de suçs de pavot, de morelle, et semblables plantes, lesquelles ont la vertu d'endormir et d'assoupir le sentiment. » « Ils ont coutume de frotter et graisser premièrement celui qu'ils veulent endormir... d'un onguent... » (4).

(1) Perrin et Lallemand. *Traité d'anesthésie chirurgicale.* Paris, 1863.
(2) Jean Pesta. *Nagia naturalis.* Anvers, 1561.
(3) *La Démonomanie des sorciers*, par I. Bodin, Angevin. Paris, 1598, p. 247.
(4) Del Rio. *Disquisitiones magicæ*, trad. Duchesne, in-12, 1599.

Pendant tout le dix-septième siècle, et jusqu'à la fin du dix-huitième, les moyens de calmer les douleurs dans les opérations sont passées sous silence dans les écrits des chirurgiens. Les anciennes formules, les vieilles recettes de mélanges narcotiques ne se retrouvent plus que dans les livres de magie et de sorcellerie. Ils étaient employés plus que jamais par les sorciers et les donneurs de philtres, et cette pratique était peut-être l'unique motif du discrédit dans lequel ils étaient tombés auprès des chirurgiens.

Étaient-ils réellement abandonnés par ces derniers ? Nous ne le pensons pas. En effet, M. Ch. Eloy a récemment mis au jour (1) certaines pièces qui prouvent que vers 1650, un chirurgien de Troyes, nommé Nicolas Bailly, donnait aux malades des remèdes internes pour les endormir et apaiser la sensibilité à la douleur dans les opérations.

Il s'agit d'un procès intenté par le collège des médecins de Troyes, à ce Nicolas Bailly, maître barbier et chirurgien de longue robe de la Faculté et Université de Paris, qui avait ouvert boutique de barberie à Troyes, quelques années auparavant, et qui avait osé donner, de son chef et sans ordonnance de médecin, des remèdes internes. De par l'édit du roi Charles V (3 octobre 1372) toujours en vigueur, il était permis aux barbiers chirurgiens de donner, de leur chef, non pas des remèdes internes, mais seulement « de fournir des emplâtres, oignements et autres médicaments convenables pour guérir toutes sortes de clous, bosses, apostèmes, et autres plaies ouvertes non mortelles, mais étant en péril faute d'un prompt secours. » Nicolas Bailly était accusé d'avoir donné des pilules narcotiques, il est probable qu'il employait un mélange somnifère plus complexe, car il s'exprime ainsi dans sa défense : « Ayant reconnu qu'en grandes opérations, amputations de membres, contre-ouvertures, cautérisations actuelles et potentielles, bien souvent les malades échappaient à mon art, faute de dormir, je me suis étudié dans les secrets de la nature et j'ai enfin trouvé un cordial ou essence merveilleuse qui endort gracieusement les malades et apaise la sensibilité à la douleur » (2).

Ce « cordial ou essence merveilleuse » était-il un breuvage narco-

(1) *Gazette hebdomadaire*, 1881.
(2) Cité par GUICHET. *Histoire de la médecine à Troyes.*

tique ou bien un liquide volatil produisant l'anesthésie par odoration, nous l'ignorons. La première hypothèse est la plus probable, d'après les expressions mêmes de Nicolas Bailly.

Quoi qu'il en soit, ce procès nous montre que l'emploi des narcotiques ne fut jamais complètement abandonné des chirurgiens.

Sassard, chirurgien de l'hôpital de la Charité de Paris, publia en 1780, un mémoire (1) dans lequel il recommande également l'usage d'une préparation narcotique avant les opérations. Son but n'était pas seulement de modérer l'ébranlement nerveux qui est la conséquence habituelle des grandes opérations, comme semblent le lui faire dire Maurice Perrin (2) et après lui, Cl. Bernard (3), mais bien d'abolir ou d'affaiblir la douleur pendant l'intervention chirurgicale. Il est facile de s'en convaincre, en lisant le mémoire de Sassard. « Puisqu'il est évident, dit-il, que des douleurs violentes, telles que celles de coliques, de cancers, et autres sont apaisées et comme détruites par l'usage des narcotiques, qui est-ce qui empêcherait que l'on ne fit prendre, avant laplupart de nos opérations un narcotique dont la dose appropriée à l'âge et au tempérament des personnes, mènerait au bout d'un certain temps au sommeil, et en évanouissant la sensibilité des parties pourrait dans certains cas éluder la douleur et dans d'autres la diminuer et la rendre supportable. »

Vers l'époque où l'éthérisation fut découverte, certains chirurgiens se servaient encore de substances narcotiques, et principalement de l'opium, pour obtenir une anesthésie plus ou moins complète.

Gerdy, chirurgien de la Charité, employa l'opium dans un assez grand nombre de cas.

Cornaz, de Neufchâtel, a assisté, en 1846, à une désarticulation coxo-fémorale, pratiquée par le professeur Hermann Demme, à l'hôpital de l'Isle à Berne, chez une femme préalablement narcotisée avec de l'opium. Cette opération, exécutée il est vrai très rapidement, ne provoqua qu'un seul gémissement plaintif chez la malade, qui fut comme endormie pendant tout le temps (4).

(1) Sassard. Essai et dissertation sur un moyen à employer avant quelques opérations pour en diminuer la douleur. In *Journal de Physique*. Tome XVI. Paris, juillet 1780.

(2) M. Perrin. Art. Anesthésie chir. du *Dict. encycl. des sc. méd.*

(3) Cl. Bernard. *Leçons sur les anesthésiques*, 1875.

(4) Courty. Thèse de concours. Montpellier, 1849, p. 17.

M. Dauriol paraît aussi avoir obtenu par le même moyen une anesthésie complète chez cinq de ses malades soumis à des opérations sanglantes (1).

On voit que l'usage des plantes narcotiques, comme médication prophylactique de la douleur, se retrouve à toutes les époques de l'histoire de l'art chirurgical. Depuis Hippocrate jusqu'à la veille de la découverte des propriétés de l'éther, on est revenu sans cesse à ces préparations dont le moyen âge a multiplié à l'infini les formules et les recettes.

On ne peut se refuser à admettre que leur emploi ait été maintes fois suivi d'une anesthésie à peu près complète ; mais à combien de déceptions, à combien d'accidents ont-elles dû exposer les opérateurs?

Dès 1796, Benjamin Bell avait déjà démontré l'insuffisance et le danger de ces moyens : « Je donne rarement, dit-il, aucun remède de ce genre avant l'opération, parce qu'ils sont tous sujets à produire des malaises et le vomissement, lorsque leur dose est assez forte pour dissiper ou modérer la douleur » (2).

Plus tard, Lisfranc les condamne impitoyablement: « On a mis en usage pour empêcher ou pour diminuer la douleur, pendant les opérations, des moyens préalablement employés (Lisfranc entend parler des narcotiques) qui, pour la plupart, sont d'un ridicule remarquable ; il serait inutile de les indiquer. Il faudrait pour que les narcotiques fussent d'une grande utilité sous le rapport qui nous occupe, que leur emploi fut porté jusqu'à la production du narcotisme ; cet état, associé aux pertes sanguines, ne serait pas sans danger ; il pourrait devenir funeste » (3).

(1) *Journal de médecine et de chirurgie de Toulouse*, 1847.

(2) BENJ. BELL, *Cours complet de chirurgie*, traduit de l'anglais par BOSQUILLON Paris, an IV, tome VI, chap. XLV.

(3) LISFRANC. *Médecine opératoire*. Paris, 1845.

CHAPITRE VII

ANESTHÉSIE PAR ODORATION

Première mention de l'anesthésie par odoration remonte au XIIIe siècle : Théodoric, cité dans le *Guidon*. — Empoisonnements au moyen âge : pape Clément VII. — La Brinvilliers. — Essence merveilleuse de J.-B. Pesta. — Nature de ces substances volatiles : probablement alcool et éthers. — *Aqua ardens*, d'Albert le Grand. — Procédé d'Hickmann (?).

Bien avant l'époque où Humphry Davy étudiait, dans l'*Institution pneumatique* de Beddoës, les effets des différents gaz et liquides volatils, et découvrait les propriétés du protoxyde d'azote, divers essais avaient été tentés dans cette voie de l'anesthésie par inhalations.

La première mention que nous en ayions retrouvée remonte au XVe siècle, et nous a été conservée par Jehan Canappe, dans sa traduction en français du livre de Guy de Chauliac. Il nous apprend que les chirurgiens du temps faisaient usage de certaines préparations somnifères qu'ils donnaient à respirer à leurs malades. Il cite l'exemple de Théodoric, qui avait appris de son maître, Hugues de Lucques, une de ces recettes :

« Mais aucuns, comme Théodoric, leur donnent médecines obdormitives qui les endorment afin que ne sentent incisions, comme opium, succus morellæ, hyoscyami, mâdragoræ, hederæ arboreæ, cicutæ, lactucæ, et plongent dedans esponge, et la laissent seicher au soleil, et quand il est nécessité, ilz mettent cette esponge en eaue chaulde et leurs donnent à odorer tant qu'ilz prennent sommeil et s'endorment, et quand ilz sont endormis ilz font l'opération. Et puis avec une autre esponge baignée en vin aigre et appliquée es narilles les esveillent, ou ilz mettent es narilles ou en l'oreille succum rutæ ou feni, et ainsi les esveillent comme ilz dient » (1).

(1) *Guidon*, en français, trad. JEHAN CANAPPE. Lyon, 1538.

Bouisson (1) dénie à cette pratique tout rapport avec l'anesthésie par la voie pulmonaire, et il interprète cette citation, de la façon suivante : Théodoric et les chirurgiens de son époque administraient d'abord les sucs narcotiques destinés à plonger les malades dans l'insensibilité, puis employaient l'odoration comme moyen auxiliaire.

Il nous semble, avec M. Duval (2), avec M. Perrin (3) que l'anesthésie était bien produite par l'inhalation seule des substances narcotiques dont l'éponge était imprégnée. De plus, pour tirer les malades de leur torpeur, Théodoric se servait d'un expédient que ne désavoueraient pas les chirurgiens modernes dans un cas de chloroformisation prolongée outre mesure.

Il existe d'ailleurs d'autres preuves de l'emploi des agents volatils au moyen âge. Elles nous sont fournies par toute la série des empoisonnements célèbres, causés par de subtiles essences dans la confection desquelles les Italiens s'étaient rendus habiles.

C'est ainsi que le pape Clément VII, au dire de Zacchias, aurait été empoisonné par l'exhalation d'un flambeau dont la mèche était imprégnée de poison.

« *Vero magis simile est id, quod de veneno ferunt solo olfactu interimente; et narrat Paræus, et ipse pariter chirurgus Regius, ac vir illustris Clementem Septimum Pontificum Maximum pæeuntis venenatæ facis toxico per fumum in corpus admissum infectum, et exindè extinctum; Pigræus tamen dicet ad hoc fuisse aerem ex fumo illo infectum, nec simplicem fuisse qualitatem venenatam per nares attractam, tamen quid ad illud, quòd firmat Cardan, lib. 2 de Venen. cap. 1, de omnibus venenis, quod odorata vertiginem, dolorem capitis, suffocationes afferunt, et idcircò a similium odoratu homines arcet?* » (4).

On a dit que Catherine de Médicis, voulant se défaire d'un grand personnage, avait tenté de le faire mourir en lui envoyant une pomme de senteur empoisonnée.

A la fin du XVIIe siècle, la marquise de Brinvilliers, à l'aide des poisons dont elle tenait les secrets de l'italien Exili et de son amant

(1) BOUISSON. *Traité théorique et pratique de la méthode anesthésique*. Paris, 1850.

(2) DUVAL. In *C. R. de l'Académie de médecine*, 1848.

(3) Article Anesthésie chirurgicale du *Dict. encycl. des sciences médicales*.

(4) ZACCHIAS. *Quæstiones med. leg.*, 1662, p. 60.

Gaudin de Sainte-Croix, empoisonna son mari et une partie de sa famille. Sainte-Croix périt, dit-on, subitement en préparant un poison subtil : le masque de verre qu'il mettait pour se garantir des vapeurs meurtrières de ses drogues tomba, et il mourut sur le champ (1).

Au point de vue de l'anesthésie chirurgicale proprement dite, la recette que nous a livrée le *Guidon*, n'est pas la seule qui soit parvenue à notre connaissance.

L'*Antidotarium*, de Nicolo, prévôt à l'école de Salerne, contient également la préparation d'une substance volatile propre à plonger dans l'engourdissement ceux qui la respiraient.

Boccace nous apprend dans un de ses contes qu'un certain pharmacien, nommé Giampaolo Spinelli était possesseur, entre autres secrets, d'une drogue dont il suffisait de respirer les vapeurs pour s'endormir paisiblement.

En 1561, enfin paraît un ouvrage intitulé « *Magia naturalis* », par Jean-Baptiste Pesta, dans lequel il est parlé d'une substance somnifère volatile, avec laquelle on pouvait plonger une personne dans le sommeil le plus profond en plaçant sous ses narines le vase qui la contenait.

« Ces substances étaient converties en essence. Celle-ci doit être renfermée hermétiquement dans des vases de plomb pour que la partie subtile ne s'en échappe point, car sans cette précaution le remède perdrait sa vertu. Au moment de s'en servir, on ôte le couvercle, et l'on porte immédiatement le vase aux narines de la personne à endormir ; elle aspire la partie la plus subtile de l'essence, et par ce moyen ses sens seront enfermés comme dans une citadelle, de telle sorte qu'elle pourrait être enterrée dans le sommeil le plus profond, dont il ne serait possible de la tirer que par la plus grande violence. Après ce sommeil la personne n'éprouve aucune pesanteur de tête et n'a aucune connaissance de ce qui lui est arrivé (2). »

Dans un autre passage, Pesta conseille, pour faire une pomme odorante, d'employer un mélange de « jus de pavot, de mandragore, de ciguë, de semences de jusquiame et de lie de vin, » d'y ajouter du

(1) *Biographie de* MICHAUD.

(2) J.-B. PESTA. *Magia naturalis*. Anvers, 1561.

musc et d'en faire des pommes de la grosseur du poing. « En les flairant, dit-il, on provoque le sommeil. »

Pour dissiper l'influence de ces somnifères, il conseille un moyen que nous avons déjà vu être employé par Théodoric : « Il faut frotter les tempes, le nez et les génitoires de sel dissous ou distillé en vinaigre, afin que par leurs efforts, ils chassent le sommeil, et réveillent l'endormi ».

La substance volatile, dont parle Jean Pesta, était-elle analogue au mélange qu'il conseillait d'employer pour faire les pommes odorantes ? Était-elle obtenue par la distillation des sucs des pavots et des solanées ? En d'autres termes doit-on la rapprocher de la recette de Théodoric, que nous avons rapportée plus haut ? Nous pensons avec Perrin et Lallemand (1) et avec Cl. Bernard (2) qu'elle en diffère totalement. « Après ce sommeil, la personne n'éprouve aucune pesanteur de tête » dit Pesta ; il ne s'agit donc certainement pas de substances narcotiques, dont les effets se prolongent toujours pendant deux ou trois jours.

Quelle est donc cette substance ? M. Perrin se demande s'il ne s'agit pas d'alcool, et peut-être d'éther et de chloroforme. Il s'appuie pour soutenir cette opinion, sur une certaine préparation des alchimistes, désignée sous le nom d'*aqua ardens* et dont la formule se trouve dans un petit opuscule, attribué à Albert-le-Grand (3).

Il était intéressant de rechercher si le chloroforme avait déjà été découvert, trois cents ans avant les travaux de Soubeiran et avait déjà servi à l'anesthésie chirurgicale. Voici le texte même d'Albert le Grand :

« *Aquam ardentem sic facias. Recipe vinum nigrum, spissum, potens et vetus, et in unâ quartâ ipsius distemperabis vivæ calcis sulphuris vivi subtulissimè pulverizati tatari de bono vino et salis communis albi grossi posteà pones in cucurbita bene lutata, et desuper posito alembico distillabis aquam ardentem quam servare debes in vase vitreo.* »

Nous nous sommes demandé si les réactions de ces diverses substances les unes sur les autres, étaient capables de fournir du chloroforme.

(1) PERRIN et LALLEMAND. *Traité d'anesthésie chirurgicale*, Paris, 1863.
(2) CL. BERNARD. *Loc. cit.*
(3) ALBERTI MAGNI. *Liber de mirabilibus mundi*, Antverpiæ, 1555.

On sait que le chloroforme est obtenu par l'action de l'alcool sur le chlorure de chaux. Or, Albert le Grand parle de « *vinum nigrum et spissum* ». Ce « *vinum spissum* » était un vin contenant trois ou quatre fois plus d'alcool que le vin ordinaire et préparé spécialement pour les expériences des alchimistes. En outre, il fait mention de chaux vive et de chlorure de sodium. On pouvait croire au premier abord que dans ce mélange se retrouvaient tous les éléments du chloroforme.

Les renseignements précis qui nous ont été donnés par deux chimistes distingués nous permettent d'affirmer qu'il n'en est rien ; il est impossible d'obtenir du chloroforme avec la préparation d'Albert le Grand.

Ce n'est pas à dire cependant que cette « *aqua ardens* » ne possédait aucune propriété anesthésique. En effet, la distillation de ces diverses substances donne et a dû donner aux alchimistes du temps, de l'alcool souillé des éthers du vin. Ces éthers spéciaux étaient peut-être doués de propriétés somnifères.

Il se pourrait donc que Pesta fit allusion, dans le passage cité, à une préparation éthérée plus ou moins pure.

Telles sont les diverses tentatives relatives à l'anesthésie par la voie pulmonaire avant l'éther et le protoxyde d'azote, qui nous soient connues.

Nous ajouterons, pour compléter l'histoire des inhalations de vapeurs narcotiques, qui ne tardèrent pas d'ailleurs à être complètement abandonnées que, en 1843, Robert Collyer, de Boston, les expérimenta de nouveau ; il reconnut qu'elles peuvent produire un état tel qu'on perd la conscience, mais les résultats qu'il obtint de leur emploi ne furent pas favorables (1).

Nous devons encore mentionner, à la fin de ce chapitre, certaines expériences entreprises par un chirurgien de Londres, nommé Hickmann, sur les applications chirurgicales des inhalations gazeuses. En octobre 1828, Hickmann écrivit au roi Charles X une lettre, communiquée par ce dernier à l'Académie de médecine, et dans laquelle était annoncée la possibilité d'éviter la douleur dans l'exécution des opérations les plus délicates. Le procédé d'Hickmann consistait à introduire

(1) Chambert. *Des effets physiologiques et thérapeutiques des éthers.* Paris, 1848.

méthodiquement certains gaz dans le poumon; il n'avait expérimenté que sur les animaux et désirait en faire l'essai sur l'homme devant les grands médecins et chirurgiens de Paris. Cette communication ne spécifiait nullement de quelle substance il s'agissait, et n'eut aucun retentissement. M. le professeur Laboulbène inclinerait à penser qu'il s'agissait probablement d'un mélange d'air et d'éther (1).

(1) *Leçon d'ouverture du Cours d'Histoire de la médecine*, 1890.

CHAPITRE VIII

L'ÉTHER AVANT JACKSON

L'éther a été découvert en 1540. — Il n'est connu sous son nom actuel que depuis 1730. — Expériences d'Orfila, de Giacomini. — Employé pour la première fois en inhalations par Richard Pearson, à la fin du siècle dernier. — Observations de Thornton. — Beddoës. — Observations diverses. — Fait de Cruveilhier. — Long, de Jefferson (Géorgie), pratique publiquement, en 1842 et 1843, diverses opérations sur des malades anesthésiés par des vapeurs d'éther. — Essais d'Horace Wells, en 1844.

Il est parfaitement établi que l'idée première de l'anesthésie chirurgicale au moyen des vapeurs d'éther appartient au Dr Charles Jackson. Dès la fin de l'année 1846, il avait obtenu de nombreux succès, et il proclama hautement, le premier, la valeur de cet agent anesthésique.

L'éther cependant était connu depuis longtemps, et à plusieurs reprises, on avait observé des faits qui auraient dû mettre sur la voie de la découverte de ses propriétés stupéfiantes. Ce sont ces faits, antérieurs à l'éthérisation méthodique et scientifique, que nous voulons rappeler brièvement.

Découvert en 1540 par Valerius Cordus, l'éther sulfurique est le plus anciennement connu de tous les corps désignés aujourd'hui sous le nom générique d'éthers. Toutefois, il était désigné à cette époque sous une autre dénomination, car son nom actuel d'éther ne lui a été donné qu'en 1730 par Frobenius, par comparaison avec le fluide qui entoure notre atmosphère.

« En général, dit M. Perrin (1), les grandes découvertes ne sont point l'œuvre d'un seul homme ; elles apparaissent comme la réalisation d'une aspiration idéale, qui durant une période préparatoire plus ou moins longue est marquée par des tentatives isolées dont on méconnaît la signification ou l'importance. La découverte de l'éthéri-

(1) Art. Anesthésie chirurg. du *Dict. encycl.*

sation n'a point échappé à cette loi naturelle des créations humaines. »

Ainsi, les entomologistes éthérisaient les insectes dans leurs longues courses scientifiques, afin que, dans cet état de mort apparente, ces animaux pussent mieux conserver leurs vives couleurs et leurs organes les plus délicats.

Les zoologistes versaient une goutte d'éther sur les animaux microscopiques qu'ils désiraient observer, afin d'abolir en eux toute motilité.

Chez les animaux supérieurs et chez l'homme on avait observé des faits qui mettaient hors de doute l'action profondément stupéfiante de l'éther.

En 1811, Brodie vit tomber dans une forte léthargie un cheval auquel on avait administré une certaine dose d'éther (1).

Un essai tenté sur des chiens par Orfila, avait fourni un résultat plus démonstratif : une demi-once d'éther sulfurique fut administrée à un chien auquel l'œsophage avait été lié pour empêcher le vomissement. Au bout de dix minutes, l'animal fut incapable de se tenir debout ; quelques minutes plus tard il tomba dans un état comateux, et bientôt après il succomba (2).

Si l'on fait inspirer, dit Giacomini (3), ou même avaler à dose modérée, de l'éther à des lapins, ils restent pendant quelque temps étourdis, bouleversés, abattus ; puis ils chancellent, deviennent stupéfiés et soporeux ; si l'on pousse plus loin cette action, d'après Simon (4), ils éprouvent des convulsions et meurent.

Chez l'homme, ajoute Giacomini, l'éther produit de la chaleur, de la sueur, l'élévation du pouls, une légère surexcitation cérébrale ; donné à plus forte dose, il produit une espèce d'ivresse, de peu de durée, avec torpeur dans les membres.

L'éther paraît avoir été employé pour la première fois en inhalations, par Richard Pearson, de Birmingham, à la fin du siècle der-

(1) *Journal de médecine* de LEROUX, CORVISART et BOYER. Paris, 1813, t. XXVI, p. 320.

(2) ORFILA. *Toxicologie générale*, t. II, p. 456.

(3) Traité philosophique et expérimental de matière médicale et de thérapeutique, par GIACOMINI, professeur à l'Université de Pavie, publié en français dans *Encyclopédie des sciences médicales*, 1839, p. 57.

(4) *Brande's Archiv* B. 36, Heft 3, p. 373.

nier (1). Il le faisait inhaler aux phtisiques, en leur plaçant la bouche et le nez au-dessus d'un vase largement ouvert contenant l'éther, ou bien en tenant près de la bouche un mouchoir qui en était imprégné.

Vers 1795, Beddoës reproduisit les observations de Pearson, et fit connaître (2) une observation intéressante de Thornton. Ce dernier avait conseillé l'inhalation de l'éther à un malade pour une affection de poitrine ; le malade fut immédiatement délivré de l'oppression et de la douleur. Thornton mit en usage le même moyen pour obtenir le soulagement d'une inflammation très douloureuse de la glande mammaire. Non seulement l'effet désiré fut obtenu, mais il paraît évident qu'il y eut une anesthésie générale complète : « Je remplis une cloche de verre d'air atmosphérique, dit Thornton, et y fis brûler deux cuillerées à bouche d'éther. La malade inhala le produit pendant cinq minutes environ, en se tenant debout jusqu'à ce que le pouls s'effaçât ; les yeux s'obscurcirent et ne représentèrent plus les objets de la vision ; la face devient d'une pâleur mortelle ; la malade finit par s'évanouir entre les bras d'un domestique. Au bout de dix minutes environ, elle reprit ses sens. Le pouls était faible et donnait 98 pulsations. Pour la première fois depuis plusieurs semaines, la malade ne sentait ni chaleur ni oppression à la poitrine. »

Thornton paraît avoir longtemps employé ce moyen à titre d'agent sédatif. D'après Boot et Robinson (3), il aurait trouvé, au commencement de ce siècle, un imitateur dans le docteur Woolcombe, de Plymouth. Mais ce moyen, assez employé en Angleterre, était tombé comme tant d'autres en désuétude, et l'on n'avait songé à tirer aucun profit des faits observés (4). »

Cependant, on avait coutume, à la suite de l'impulsion qui avait été donnée à la pratique des inhalations gazeuses par Humphry Davy, dans le laboratoire de Beddoës, de s'amuser dans les cours publics de chimie, dans les officines de pharmacies, à respirer des vapeurs d'éther. Cette tradition s'est conservée jusqu'à l'époque actuelle en Angleterre et aux États-Unis. Mais comme ces inhalations étaient faites

(1) *Annales de médecine de Duncan*, 1798.

(2) *Sur les airs artificiels*. Bristol, 1795.

(3) *Traité de l'inhalation de la vapeur d'éther pour prévenir la douleur dans les opérations chirurgicales*. Londres, 1847.

(4) Bouisson. *Méthode anesthésique*. 1850, p. 60.

dans le but de procurer des sensations inconnues et une certaine ivresse, plutôt que dans un but scientifique, on conçoit qu'elles n'aient guère pu faire avancer l'histoire de l'éthérisation.

Quelques exemples de l'emploi des vapeurs d'éther ont eu lieu également en France.

Dès 1814, le baron Thénard, affecté de névralgie dentaire cautérisait la dent avec quelques gouttes d'acide muriatique fumant, et il arrêtait la douleur atroce qui en était le résultat en inspirant de l'éther pendant deux ou trois minutes (1).

Desportes, au rapport de Duméril, conseillait aux phtisiques les inhalations d'éther et il en obtenait des effets sédatifs.

Vers 1815, Anglada, professeur de toxicologie à Montpellier, conseillait l'éther sous forme de vapeurs comme un puissant moyen de calmer les douleurs névralgiques (2).

Vers la même époque, Faraday en constatait les effets stupéfiants; et il cite l'exemple d'un jeune homme qui après avoir inspiré de l'éther, tomba dans un état léthargique qui se prolongea pendant 30 heures (3).

Christison (4) parle d'un individu qui ayant simplement respiré un air fortement chargé de vapeurs d'éther, tomba dans une léthargie qui dura 36 heures.

On connaissait avant lui un autre fait du même genre : la servante d'un droguiste succomba sous l'action de vapeurs d'éther, émanées d'une jarre brisée accidentellement dans la pièce où elle se trouvait couchée.

Le professeur Cruveilhier a observé dans un cas, tous les phénomènes de l'anesthésie, quelque temps avant la découverte de l'éthérisation. C'était en 1837, il s'agissait d'une dame du plus grand monde, fréquemment exposée à des accès de suffocation. L'éther, pris en inhalations, était le seul moyen d'obtenir du calme ; aussi, chaque fois que le mal reparaissait, la malade, d'elle-même, s'emparait d'un flacon d'éther dont elle respirait avidement les vapeurs jusqu'à ce qu'il survint un sommeil profond avec anéantissement complet et perte de connaissance (5).

(1) SERRES. In C. R. *Acad. des sciences*, 1847.
(2) BOUISSON. *Loc. cit.*, p. 61
(3) *Quaterly Journal of science*, 1818.
(4) CHRISTISON. *Edinburgh med. and surg. Journ.* April 1831.
(5) PERRIN et LALLEMAND. *Traité d'anesthésie chirurgicale*, Paris, 1863.

Nous serons bref sur les révélations tardives qu'a suscitée la communication de Jackson, à l'Académie des sciences. En présence de l'enthousiasme qui saluait la nouvelle découverte, un certain nombre de chirurgiens en réclamèrent la priorité.

Nous avons vu quelle valeur il convient d'attacher au procédé de Hickmann, qui ne spécifiait même pas de quel gaz il avait fait usage.

Ducros annonça à l'Académie des sciences (1) que dès 1842, il endormait les hypocondriaques avec de l'éther, jugeant son action plus prompte que celle des opiacés. Il administrait l'éther en frictions sur la langue, le voile du palais et le pharynx. C'est là un procédé qui n'a rien de commun avec l'anesthésie par la voie pulmonaire.

Il faut attacher au contraire, la plus grande importance aux expérimentations entreprises, dès l'année 1842, pas un chirurgien américain du nom de Crawford Long qui exerçait son art à Jefferson, dans la Nouvelle-Georgie (2). C'est à lui, comme Marion Sims l'a récemment démontré (3), comme Jackson l'avait lui-même reconnu, que revient l'honneur d'avoir, le premier, pratiqué publiquement diverses opérations sur des malades soumis aux inhalations d'éther, le 30 mars et le 3 juillet 1842, et le 9 septembre 1843. Mais ces premiers essais n'eurent aucun retentissement et ne furent publiés que plus tard.

En 1844, un dentiste de Hartford, Horace Wells, dont le nom se rattache surtout à l'histoire de protoxyde d'azote, essaya également, à Boston, les vapeurs d'éther ; mais il garda la préférence pour le premier gaz, dont l'inspiration est, dit-il, plus agréable que celle de l'éther.

Les tentatives de Crawford Long et de Wells sont assurément les plus importantes parmi celles qui ont précédé la découverte de Jackson Tous deux, chacun de leur côté, avaient obtenu l'anesthésie chirurgicale au moyen de l'éthérisation ; il ne leur a manqué que l'influence nécessaire pour faire connaître et apprécier les résultats qu'ils avaient obtenus. Jackson eut cet avantage ; c'est à ce titre que l'on continue à le considérer comme le véritable inventeur de l'anesthésie par les vapeurs d'éther.

(1) *C. R. Acad. des sciences*, 1846.
(2) Et non en Grèce, comme l'a écrit M. PERRIN, *Dict. encyclopédique*.
(3) MARION SIMS. The discovery of anesthesia, in *Virginia medical monthly* May 1877.

CHAPITRE IX

PROTOXYDE D'AZOTE

Découverte des propriétés du protoxyde d'azote par H. Davy (1799). Ses premières applications en chirurgie datent de 1844 : Horace Wells.

A la fin du siècle dernier, un homme à la fois chimiste et médecin, Beddoës, fonda dans un petit bourg des environs de Bristol, à Clifton, une institution pneumatique, *Medical pneumatic institution*, où il se proposait d'appliquer au traitement de la phtisie et d'autres affections pulmonaires, les « airs artificiels » que Cavendish, Lavoisier et Priestley venaient de découvrir. Nous avons vu dans le chapitre précédent que les inhalations éthérées jouissaient à cette époque d'une certaine faveur entre les mains de Pearson et de Thornton. Les heureux résultats obtenus par ces médecins avaient sans doute engagé le physiologiste anglais à rechercher si ces gaz, récemment découverts, n'auraient pas de même des vertus curatives.

Humphry Davy, à peine âgé de vingt ans, fut placé à la tête du laboratoire et chargé de cette étude.

Le premier gaz que le hasard soumit à son investigation, fut précisément le protoxyde d'azote. Les résultats obtenus par le jeune chimiste avec ce gaz, qu'il désigne sous le nom d'*oxyde nitreux*, furent publiés par Davy lui-même en 1800 (1). Mais l'année précédente Beddoës avait déjà fait connaître les effets de cet oxyde nitreux (2).

Davy, qui l'avait expérimenté sur lui-même, avait constaté que cet agent, pris en inhalation pendant quelques minutes, exerçait une ac-

(1) Humphry Davy. *Researches, chemical and philosophical, chiefly concerning nitrous oxyde and its respiration*, in-8°, London, 1800.

(2) Beddoes. *Notice de quelques observations faites dans l'Institut médico-pneumatique*, Bristol, 1799.

tion incontestable sur le système nerveux, provoquait une sorte de rire nerveux, et l'exaltation de la force musculaire.

« Après avoir expiré l'air de mes poumons, et m'être bouché les narines, je respirai environ quatre litres de gaz oxyde nitreux : les premiers sentiments que j'éprouvai furent ceux du vertige et du tournoiement ; mais, en moins d'une demi-minute, continuant toujours de respirer ils diminuèrent par degrés et furent remplacés par des sensations analogues à une douce pression sur tous les muscles, accompagnés de frémissements très agréables, particulièrement dans la poitrine et les extrémités : les objets autour de moi devenaient éblouissants et mon ouïe plus subtile. Vers les dernières inspirations, l'agitation augmenta, la faculté du pouvoir musculaire devint plus grande, et il acquit à la fin une propension irrésistible au mouvement. Je ne me souviens qu'indistinctement de ce qui suivit : je sais seulement que mes mouvements furent variés et violents. Ces effets cessèrent dès que j'eus discontinué de respirer ce gaz, et dans dix minutes, je me trouvai dans mon état naturel. La sensation de frémissement dans les extrémités se prolongea plus longtemps que les autres sensations ».

Davy raconte de la façon suivante, une autre expérience :

« Dès la première inspiration, j'ai vidé la vessie. Une saveur sucrée a, dans l'instant, rempli ma bouche et ma poitrine tout entière, qui se dilatait de bien être. J'ai vidé mes poumons et les ai remplis encore ; mais, à la troisième reprise, les oreilles m'ont tinté, et j'ai abandonné la vessie. Alors, sans perdre précisément connaissance, je suis demeuré un instant promenant les yeux dans une espèce d'étourdissement sourd ; puis je me suis pris, sans y penser, d'éclats de rire tels que je n'en ai jamais faits de ma vie. Après quelques secondes, ce besoin de rire a cessé tout d'un coup, et je n'ai plus éprouvé le moindre symptôme. Ayant réitéré l'épreuve dans la même séance, je n'ai plus éprouvé le besoin de rire ».

Humphry Davy pensa qu'un modificateur aussi puissant du système nerveux pourrait bien n'être pas sans influence sur la sensibilité, et qu'il pourrait peut-être atténuer ou faire disparaître la douleur physique. Il eut bientôt l'occasion de vérifier cette prévision : deux fois il parvint par des inhalations de protoxyde d'azote, à dissiper une violente céphalalgie, et une autre fois il put suspendre une vive douleur occasionnée par le percement d'une dent.

« La douleur, dit-il, diminuait toujours après les quatre ou cinq premières inspirations ; le chatouillement venait comme à l'ordinaire, et la douleur était pendant quelques minutes effacée par la jouissance. »

Et il ajoutait : « Le protoxyde d'azote pur, paraît jouir, entre autres propriétés, de celle de détruire la douleur. On pourrait probablement l'employer avec avantage dans les opérations de chirurgie, qui ne s'accompagnent pas d'une grande effusion de sang. »

La constatation répétée de phénomènes aussi curieux attira bientôt l'attention. Durant un certain temps, l'institution pneumatique de Clifton devint un foyer où se donnèrent à l'envi rendez-vous, savants, amateurs et malades.

Pictet, de Genève, ayant eu à cette époque l'occasion de faire un voyage en Angleterre, assista lui-même aux expériences de Davy : « M. Davy, dit-il, se soumit le premier à l'essai, qui lui est très familier. Je l'observais avec beaucoup d'attention. A la troisième ou quatrième inspiration, je le vis pâlir et ses lèvres prirent une teinte violette ; l'action de la poitrine devint de plus en plus fréquente et violente, et vers la fin il inspirait et expirait à chaque fois le contenu de la vessie. Les muscles de son visage étaient en travail, et on eût dit qu'il souffrait, et il s'en fallait de beaucoup à ce qu'il paraît. Enfin, il abandonna la vessie, et après un moment d'extase il se leva de sa chaise et se mit à parcourir le parquet en riant de si bon cœur, que l'éclat de rire devint général ; il frappait du pied, remuait les bras et paraissait avoir besoin d'exercer l'action musculaire. Ces effets ne durèrent que quelques minutes, et le calme revint par degrés insensibles. Il nous décrivit, comme très agréable, toute la suite des sensations qu'il avait éprouvées. »

Les expériences de Davy furent fréquemment répétées, tant en Suède, par Berzélius, qu'en Allemagne, par Pfaff et Wurzer qui obtinrent les effets qu'avait décrit Davy.

En France, les résultats furent bien différents ; les chimistes qui l'expérimentèrent, déclarèrent avoir toujours été, en inhalant ce gaz, menacés de graves accidents, et avoir toujours été en proie à la suffocation et à un sentiment de compression céphalique.

Thénard ressentit une grande faiblesse, allant jusqu'à la perte de connaissance. Vauquelin éprouva des accidents de suffocation fort pénibles ; Proust, des troubles de la vision, de l'anxiété et des défaillances (1).

Orfila eut également des sensations fort pénibles : « J'ai éprouvé de si vives douleurs dans la poitrine et une telle suffocation, que je suis resté convaincu que si j'eusse continué l'expérience, je n'en serais pas revenu » (2).

Cette diversité d'effets fut attribuée, avec raison, par Berzélius (3) au degré de pureté du produit : « Les inconvénients que certains expérimentateurs ont éprouvés tenaient à du chlore, qui s'y trouve mêlé lorsqu'on s'est servi d'un sel impur pour le préparer, ou à du gaz acide nitrique, qui peut s'y trouver aussi ».

En présence de ces résultats défavorables, on ne tarda pas à renoncer aux inhalations de protoxyde d'azote, qui céda bien vite la place aux vapeurs d'éther.

Bien que clairement énoncées par Humphry Davy au lendemain même de la découverte de protoxyde d'azote, les propriétés anesthésiques de ce gaz n'avaient reçu aucune application jusqu'en 1844. Vers la fin de cette année, en Amérique, un dentiste d'Hartford (Vermont), Horace Wells, assistait à une séance de chimie amusante où l'on faisait respirer aux amateurs du protoxyde d'azote. Wells, M. Cooley et plusieurs autres personnes se soumirent aux inhalations.

« M. Cooley, placé sous l'influence du gaz, fut extraordinairement excité ; il roula sur le plancher et s'y livra à toutes sortes d'évolutions et de mouvements circulaires, pendant lesquels il se meurtrit les jambes en se heurtant contre les bancs, fait dont le Dr Wells prit note. Lorsque Cooley fut revenu à lui, Wells demanda si les blessures qu'il s'était faites avaient été douloureuses ; il répondit qu'il n'avait nullement conscience d'avoir reçu aucune blessure ; mais en relevant son vêtement, le sang parut en abondance. Wells se tourna vers son ami, assis près de lui, et lui exprima l'opinion qu'on pouvait, en respirant ce gaz, devenir insensible au point de se faire arracher une dent sans éprouver de douleur. En rentrant chez lui, il exprima de nouveau cette opinion à sa femme et la répéta encore à un confrère qu'il invita à examiner ce sujet le soir même.

(1) R. Blanchard. *De l'anesthésie par le protoxyde d'azote*. Thèse de doct., 1880

(2) *Bull. de l'Acad. de médecine*, t. XII, 1846-1847.

(3) Berzélius. *Traité de chimie*, t. II.

Après être resté quelque temps à réfléchir sur cette matière, le Dr Wells déclara qu'il était résolu à prendre le gaz le lendemain et à se faire arracher une mauvaise dent (une forte molaire)... Le lendemain matin, Wells appela le Dr Colton et lui exposa le fait qu'il avait observé en même temps que les remarques qu'il avait faites à ce sujet, et l'invita à se munir d'un ballon du gaz pour cet usage, ce qui fut fait. Quand tout le monde fut réuni, Wells se plaça lui-même dans la chaise d'opération, Colton lui administra le gaz et, dès que le patient fut mis sous son influence, le confrère lui arracha la dent. Wells, revenu à lui, s'écria : « Une ère nouvelle dans l'extraction des dents! Cela ne m'a pas fait plus de mal qu'une piqûre d'épingle » (1).

En présence de ce premier succès, Wells répéta la même expérience sur douze ou quinze de ses clients, toujours avec le même résultat.

Enhardi par d'aussi beaux débuts, le dentiste de Hartford proposa au professeur Warren, de Boston, de tenter une expérience publique, devant lui et ses élèves. L'offre est acceptée. Wells administra lui-même le gaz et pratiqua l'opération (il s'agissait aussi d'une extraction de dent). Au même moment, un cri perçant de douleur retentit dans l'amphithéâtre, et le pauvre dentiste s'enfuit au milieu des quolibets de l'assemblée.

Loin de se laisser décourager, Wells entreprit d'administrer le protoxyde d'azote dans les grandes opérations. Le 17 août 1847, le Dr May, de Westford, opéra une tumeur du testicule, pendant que Wells administrait le gaz (2). Le 1er janvier 1848, Wells donna le protoxyde d'azote à un malade sur lequel le Dr Ellsworth pratiquait une amputation de cuisse. Cette opération fut également couronnée de succès (3). Enfin le 4 janvier 1848, quelques jours avant sa mort, Wells donnait encore le protoxyde d'azote dans un cas d'ablation de tumeur, pratiquée par le Dr Beresford, sur Mme Mary Gabrielle, de Bristol.

Malade depuis longtemps, Horace Wells s'était cependant rendu en Europe pour revendiquer des droits à la découverte de l'anesthésie par l'éther, qui ne s'appuyaient sur aucun document authentique.

(1) ROTTENSTEIN. *Traité théorique et pratique d'anesthésie chirurgicale*, 1879.
(2) *Boston medical and surgical journal*, sept. 1847.
(3) *Boston medical and surgical journal*, sept. 1847.

Mais fatigué de lutter, il donna bientôt des signes manifestes d'aliénation mentale; il fut arrêté et emprisonné. Désespéré d'avoir approché si près du but sans l'atteindre, il se donna la mort en s'ouvrant les veines dans un bain et en respirant des vapeurs d'éther pour échapper aux angoisses de l'agonie.

DEUXIÈME PARTIE

Anesthésie locale.

CHAPITRE PREMIER

RÈGLES OPÉRATOIRES — REFRIGÉRATION — CHALEUR — NARCOTISATION LOCALE

Il ne semble pas que les anciens se soient beaucoup attachés à la recherche des moyens propres à supprimer localement la douleur. Les essais qui en ont été tentés, dont plusieurs remontent aux premiers temps de la chirurgie, n'ont guère été perfectionnés dans la suite ; ils reposent sur un petit nombre de procédés, qui n'ont pas varié depuis : la compression, le froid, les applications narcotiques, tels sont les principaux moyens auxquels on a demandé l'engourdissement plutôt que l'insensibilité locale.

A une certaine époque, les chirurgiens insistaient beaucoup sur certaines règles de manuel opératoire propres, suivant eux, à atténuer la douleur. Il n'est pas douteux que l'emploi d'instruments d'un acier fin et bien trempé, maniés avec célérité, n'abrège considérablement les souffrances du patient.

Dans l'antiquité, les amputations se faisaient d'un seul coup d'un instrument tranchant. Ne pourrait-on pas voir parmi les causes de cette manière d'opérer, le motif d'empêcher une douleur de longue durée?

Mais la rapidité d'exécution ne peut pas être considérée comme un procédé d'anesthésie.

Nous signalerons, sans y insister, certaines pratiques oiseuses, que tous les anciens traités de Chirurgie se font un devoir de rappeler scrupuleusement, telles que la précaution de graisser et de chauffer les bistouris. Il en est de même de la substitution des métaux précieux tels que l'or, l'argent dans la fabrication des instruments ; cette pratique allait d'ailleurs contre le but qu'on se proposait, car le tranchant du bistouri fait avec ces métaux ne peut être à beaucoup près aussi parfait que celui des bistouris d'acier.

Paul d'Egine, Jean de Vigo, Fabrice d'Acquapendente conseillaient pour éviter les souffrances si cruelles de l'amputation, de retrancher le membre sphacélé en portant le couteau dans l'épaisseur des tissus privés de vie. Il est évident que le patient ne devait pas se plaindre beaucoup de ces incisions faites sur la partie de son membre qui était privée de toute sensibilité ; malheureusement une opération ainsi faite était une simple hérésie chirurgicale.

La manière dont Lisfranc conseillait de pratiquer les opérations, pour éviter le plus possible la douleur, repose sur des données anatomiques sérieuses, et mérite d'être rappelée. « Dans le cas où des incisions devront être pratiquées, elles commenceront du côté de l'origine des nerfs au lieu de venir s'y terminer ; on conçoit aisément qu'un cordon nerveux conservant ses communications avec le centre commun, la douleur sera la même tant que l'instrument agira sur lui ; que si au contraire, ses communications sont détruites par une section complète, d'autres sections consécutives seront moins douloureuses. Ce précepte, qui m'appartient, ajoute Lisfranc, est publié depuis longtemps par un de mes prosecteurs. (Dumas. Essai sur le cancer du sein. Thèse, 1822), » (1).

L'emploi du froid comme anesthésique ne remonte pas à une époque fort éloignée. On avait dû, depuis longtemps observer les avantages des applications froides pour calmer les douleurs cuisantes, telles que celles des brûlures étendues ; mais on n'en avait tiré aucun parti au point de vue qui nous occupe. Dans un livre consacré tout entier à ce sujet par un chirurgien des armées qui avait fait la campagne de Russie (2), l'auteur vente les effets sédatifs du froid, mais il ne fait

(1) LISFRANC. *Médecine opératoire*, 1845.

(2) *Des effets et des propriétés du froid*, par MORICHEAU-BEAUPRÉ, chirurgien-major. Montpellier, 1817.

mention d'aucun cas où il ait été employé comme anesthésique.

Cependant Larrey rapporte, qu'amputant des blessés à Eylau, par une température de — 19°, il n'avait constaté chez eux que des sensations douloureuses obtuses.

Moricheau-Beaupré se contente de montrer qu'on peut tirer un parti avantageux des applications froides pour calmer la douleur et prévenir une réaction trop vive, comme par exemple, après l'application du cautère actuel sur une large surface, et principalement sur le contour des articulations (1).

De même, le Dr Rusch donnait, d'après l'expérience qu'il en avait faite lui-même à plusieurs reprises, comme un remède efficace contre les douleurs de la gravelle, l'application de l'eau froide sur la région lombaire.

Hunter, faisant des expériences sur les animaux, avait remarqué qu'après avoir soumis l'oreille d'un lapin à l'action d'un mélange réfrigérant, on pouvait lui faire subir des mutilations sans que l'animal parût ressentir de douleur (2).

Ce n'est qu'en 1854 qu'un chirurgien de Brighton, Arnott, démontra l'utilité des mélanges réfrigérants dans bon nombre de petites opérations. Al. Sanson revendiqua pour lui la priorité de cette idée. Quoi qu'il en soit, Velpeau, Béraud, Richard, Foucher, Nélaton utilisèrent maintes fois avec succès la nouvelle méthode, qui depuis, a toujours été conservée comme moyen d'anesthésie locale dans les opérations qui n'intéressent que les régions superficielles et les extrémités.

La chaleur, par contre, a toujours été d'un usage courant, quelle que soit la forme sous laquelle on l'employât.

Les bains et les douches thermales, les bains de sable chaud, les applications émollientes, usités depuis un temps immémorial, doivent à la chaleur leur principale action, si tant est qu'ils possèdent d'autres propriétés.

La pratique du bain de sable est très ancienne : Hérodote conseillait de s'en servir contre la goutte. L'empereur Auguste s'en servait

(1) *Loc. cit.*

(2) S.-G. NORMAND-DUFIÉ. *Essai sur l'anesthésie provoquée appliquée aux opérations chirurgicales et aux accouchements.* Montpellier, 1858.

habituellement pour dissiper des douleurs sciatiques. Aurelianus le recommandait contre les coliques et contre la goutte.

Marc-Antoine Petit vante également la chaleur contre les douleurs. « C'est elle qui soulage le panaris fortement approché d'un brasier, l'ulcère carcinomateux autour duquel on promène un charbon enflammé, le rhumatisme que l'on frotte devant la flamme des sarmens ; c'est la chaleur qui dans de vieilles douleurs a rendu si efficace le contact du feu solaire (1). »

Bien que les propriétés sédatives de la chaleur aient été connues de longue date, nous ne sachions pas qu'elle ait jamais été employée comme agent anesthésique local.

Il n'en est plus de même de la narcotisation locale ; de tout temps, l'application des sucs des diverses plantes narcotiques, a été en honneur. Homère nous rapporte que Ménélas étant percé d'une flèche, Machaon appliqua sur la plaie une racine propre à apaiser la douleur (2).

Dans un autre passage de l'Iliade, il est encore fait mention d'une racine amère qui calme les douleurs. Euripile, blessé, implore le secours de Patrocle « Faites-moi, lui dit-il, une incision à la cuisse pour en tirer le trait qui me blesse, et après avoir lavé ma plaie, appliquez-y un de ces excellents remèdes que vous tenez d'Achille, et qu'il a lui-même appris du centaure Chiron. »

Patrocle conduit Euripile à sa tente, tire le trait, nettoie la plaie, et y applique une racine amère broyée qui dans le moment arrête le sang, dessèche la plaie, et calme les douleurs. Quelle était cette racine amère ? C'est ce qui n'est éclairci nulle part.

Les applications narcotiques étaient fort usitées au moyen âge. Nous avons vu plus haut que les sorciers à cette époque les employaient couramment ; ils se servaient d'onguents composés de sucs de pavots, de morelle et plantes semblables, et avec lesquels ils faisaient des frictions plus ou moins prolongées et violentes. Il est probable que les chirurgiens du temps connaissaient aussi ce moyen d'anesthésie locale, et en usaient, bien que nous n'en possédions pas de preuves certaines.

(1) M. A. Petit. *Discours sur la douleur*.
(2) Iliade. Livre IV, v. 218.

A une époque moins éloignée de nous, les sucs des diverses solanées ont été employés en frictions et ont pu amoindrir la souffrance ou étouffer la sensibilité quand il s'agissait d'opérations légères, et chez certaines personnes seulement.

Par des applications opiacées faites pendant quelques jours sur un ongle incarné, Bouisson est parvenu à plonger le gros orteil dans une insensibilité suffisante pour que l'opération ait pu être pratiquée sans douleur.

CHAPITRE II

ACIDE CARBONIQUE — PIERRE DE MEMPHIS

La pierre de Memphis chez les Grecs et les Romains. — Fumée d'herbes aromatiques contre les douleurs utérines ; son emploi chez les anciens et chez les modernes. — Ambroise Paré. — Bains de levûre de bière, de marc de raisin. — Propriétés des eaux gazeuses riches en acide carbonique. — Découverte des propriétés anesthésiques de l'acide carbonique : Thomas Percival (1772). — Expériences de Ingen-Housz (1794), de Beddoës (1795). — Observations de John Ewart. — Action de l'acide carbonique sur la peau dénudée et sur la peau intacte : expériences de Collard de Martigny et de Pilâtre du Rozier. — Mojon (1834). — Expériences de Simpson, Follin, Broca, etc.

Les premières expériences constatant la propriété anesthésique du gaz acide carbonique ne remontent guère au delà de la fin du siècle dernier. Thomas Percival, le premier, en 1772, et après lui Ingen-Housz et Beddoës étudièrent son action d'une façon suivie et obtinrent d'heureux résultats de son emploi sous forme de bains locaux.

Bien auparavant, on semblait avoir déjà pressenti cette propriété du gaz carbonique, et l'expérience avait deviné les bons effets de certaines pratiques bizarres, sans en comprendre la signification. C'est ainsi que l'emploi de la pierre de Memphis, des fumigations d'herbes aromatiques, des bains de marc de raisin, nous paraissent devoir rentrer dans ce chapitre, et leurs propriétés anesthésiques trouver son explication dans un dégagement d'acide carbonique.

Chez les Grecs et chez les Romains, Pline et Dioscoride mentionnent une certaine *pierre de Memphis* qui, broyée dans du vinaigre, avait la propriété de rendre insensibles les membres qu'on voulait opérer.

Voici comment s'exprime Pline à son sujet :

« *Vocatur et Memphites a loco, gemmantis naturæ. Hujus usus conteri ; et iis, quæ urenda sint aut secanda, ex aceto illini. Obstupescit ita corpus, nec sentit cruciatum* » (1).

« Il est aussi un marbre memphite, appelé ainsi du lieu où on le trouve ; il a de l'analogie avec les pierres précieuses. Pour s'en servir, on le broie et on l'applique avec du vinaigre sur les parties à cautériser ou inciser : la partie s'engourdit et ne sent point la douleur ». (Traduction de Littré.)

Pline affirme catégoriquement qu'on ne sent pas de douleur : *nec sentit cruciatum* ; et Littré a rendu le texte littéralement.

Antoine du Pinet, qui avait traduit Pline, il y a deux cents ans, n'osait croire, paraît-il, à un effet aussi surprenant, puisqu'il affaiblit le texte :

« Quant au marbre du Caire, qui est dit des anciens de Méphites, il reluit comme une pierre précieuse; il se réduit en poudre, qui est fort bonne, appliquée en liniment avec du vinaigre, pour endormir les parties qu'on veut couper ou cautériser, car elle amortit tellement la partie, qu'on ne sent *comme* point de douleur. »

Dioscoride, qui a fait mention également de cette pierre de Memphis, dit qu'elle est seulement de la grosseur d'un talent, qu'elle est grasse et de diverses couleurs. Il ajoute que si on la réduit en poudre et qu'on l'applique sur les parties à cautériser ou à couper, elles deviennent, sans qu'il en résulte aucun danger, si insensibles, qu'elles ne sentent pas la douleur.

Perrin et Lallemand (2) disent qu'il est difficile d'être édifié sur la nature de la pierre de Memphis.

« Dioscoride dit seulement qu'elle est onctueuse au toucher, de diverses couleurs, et qu'elle a le volume d'un petit caillou. Les deux premiers caractères peuvent s'appliquer à une espèce de marbre, mais dans cette hypothèse, on se demande pourquoi l'auteur prend soin de lui assigner un volume particulier.

« Pline ajoute un embarras nouveau en écrivant que la pierre de Memphis est de la nature des pierres précieuses. A la vérité, à l'époque de Pline, la nature des corps ne s'appréciait guère que par leur aspect extérieur ; il serait donc peu surprenant que le marbre, quoique très répandu dans les contrées visitées par le grand naturaliste, fût

(1) PLINE L'ANCIEN. *Hist. nat.*, lib. 36, XI.

(2) PERRIN et LALLEMAND. *Traité d'anesthésie chirurgicale*. Paris, 1863.

considéré, à cause de son brillant, de son poli comme une pierre précieuse. »

Cependant, malgré le peu de précision des textes anciens, les auteurs que nous venons de citer, supposent, avec les traducteurs français Antoine du Pinet et Littré, qu'il s'agit d'une espèce de marbre, portant le nom de son lieu d'origine.

La réaction du vinaigre sur ce marbre ou carbonate de chaux, devait produire un dégagement d'acide carbonique que nous savons aujourd'hui être capable de produire l'anesthésie locale.

La pierre de Memphis, si vantée par Pline et Dioscoride, fut d'ailleurs bientôt oubliée, et nul n'en a parlé depuis.

Nous trouvons encore dans la pratique des anciens des moyens de calmer la douleur qui agissent probablement de la même façon.

Ainsi, depuis Hippocrate jusqu'à Ambroise Paré, et plus tard encore, on a souvent fait usage de la fumée d'herbes aromatiques, administrée en douches vaginales. Le gaz acide carbonique se formait par la combustion de ces plantes, et agissait contre les douleurs de l'aménorrhée par ses propriétés anesthésiques.

Ambroise Paré donne plusieurs recettes pour combattre l'état névropathique de la dysménorrhée et les douleurs du cancer utérin (1).

« Tel remède, dit-il, corrige la pourriture et malice de l'humeur, laquelle souvent est cause de la douleur. On pourra faire des parfums tels que s'ensuivent :

Escorce d'encens, mastic, graines de genièvre, labdanum, de chacun	1/2 once
Orpiment rouge ou citrin	2 gros
Cinnabre	1/2 once

et seront formés trochisques avec térébenthine pour ietter sur le feu et en faire recevoir la fumée. »

Sans contester d'une façon absolue le rôle que pouvaient jouer les principes aromatiques contenus dans ces substances, il est permis de réserver une part d'action à l'acide carbonique qui figurait, pour une proportion considérable, dans les produits de leur combustion.

Nous devons rapprocher de ces faits, les expériences entreprises

(1) *Œuvres d'Ambr. Paré.* Édit. de Malgaigne, t. II, p. 268.

il y a une quarantaine d'années, en Angleterre, par Richardson, sur la fumée que dégage en brûlant une variété de lycoperdon, vulgairement appelée vesse de loup. L'auteur a obtenu sur les animaux l'anesthésie la plus complète. La fumée du lycoperdon était d'ailleurs employée depuis longtemps en Angleterre, de préférence aux vapeurs de soufre, pour engourdir les abeilles avant d'enlever le contenu des ruches ; elle a l'avantage de ne pas faire périr les abeilles, et c'est cette propriété qui avait donné à Richardson l'idée de l'employer comme anesthésique.

C'est encore à l'acide carbonique qu'il faut attribuer les propriétés sédatives des bains de levûre de bière, de marc de raisin, recommandés autrefois par certains médecins.

Enfin certaines eaux gazeuses, comme celles de Marienbad, de Mannheim, très riches en acide carbonique doivent sans doute à cet agent leur vogue comme douches vaginales. On a même vu les eaux acidules gazeuses déterminer plusieurs symptômes d'ivresse.

Collard de Martigny rapporte le fait suivant : « J'ai connu un prêtre, curé d'une petite paroisse de l'arrondissement de Mirecourt (Vosges), qui habitué à un régime frugal et à l'eau pour unique boisson, éprouvait une véritable ivresse par l'usage des eaux de Seltz et de Bussang » (1). Enfin chacun sait que les vins mousseux sont plus capiteux que les vins ordinaires.

Ce n'est qu'en 1772 que les vertus anesthésiques de l'acide carbonique furent démontrées par un médecin anglais, Thomas Percival, qui essaya les inhalations de ce gaz dans certains cas d'ulcères, et parvint de la sorte à calmer la douleur. Percival lui-même, ayant un aphthe ulcéré à la pointe de la langue, apaisait toujours la douleur et l'emportait même à coup sûr en tenant la langue au-dessus d'un mélange de potasse et de vinaigre (2).

Une série d'expériences plus démonstratives encore, fut entreprise vingt ans plus tard, par le physicien hollandais Ingen-Housz. C'était l'époque où fonctionnait avec activité le « Medical pneumatic institu-

(1) Collard de Martigny. De l'action du gaz acide carbonique sur l'économie animale. In *Archives de Medecine*, 1827.

(2) Lettres de Thomas Percival, dans les Œuvres de Priestley, trad. en français, par Gibelin, 1775, t. III, p. 397.

tion » où l'on étudiait avec ardeur l'action curative des gaz récemment découverts.

Dans une lettre datée du 3 janvier 1794, et écrite à son ami J.-A. Scherer, l'éditeur de ses *Miscellanea physico-medica*, Ingen-Housz cherche à lui expliquer pourquoi certains phtisiques toussent davantage et périssent plus promptement dans les endroits où l'air est plus vif. A ce propos, il lui raconte la curieuse expérience suivante, qu'il avait instituée, et qui devint le point de départ de recherches ultérieures sur l'anesthésie locale par le gaz acide carbonique :

« *Cuticulam a cute digitis, vel quacunque manus parte separa, vel admoto vivo carbone, flamma candelœ, vel imposito vesicatorio ; cuticulam extravasato humore, a cute separatam mox totam abscinde. Contactus aeris atmospherici majorem imprimet dolorem, quam ante excitaverat vesicatorium. Partem lœsam mox immitas in vas aere vitali melioris notœ plenum ; dolor increscet. Inversa jam rerum conditione mox lœsam partem in aerem mephiticum, sive azoticum, gas acidum carbonicum, vel gas hydrogenium immergas ; dolor brevi mitescet vel evanescet.* » (1).

Plus tard, Ingen-Housz communiqua ce fait à Beddoës qui s'empressa de répéter l'expérience. Il appliqua un vésicatoire à la face dorsale du troisième doigt de la main gauche. Lorsque la douleur due à l'action des cantharides eut complètement cessé, il enleva l'épiderme soulevé par le vésicatoire, et au moment du contact de l'air, il ressentit une douleur vive et cuisante. Alors il noua autour de la racine du doigt le col d'une vessie pleine de gaz acide carbonique, et bientôt la douleur disparut.

Tant que le doigt fut maintenu dans ce gaz, Beddoës ne s'aperçut pas que cette partie fût le siège d'une lésion quelconque. En le retirant de la vessie, la surface du vésicatoire avait une apparence blanchâtre. Lorsque le doigt fut de nouveau replacé dans l'air, la douleur cuisante reparut ; au bout d'une heure, la peau exposée à l'air était redevenue douloureuse et paraissait irritée. Il plaça encore son doigt dans le gaz acide carbonique ; en six minutes la douleur avait disparu. Au bout de plusieurs heures, il enleva de nouveau la vessie, et bientôt il sentit renaître la douleur cuisante.

(1) INGEN-HOUSZ. *Miscellanea physico-medica*, p. 8.

Cette expérience fut renouvelée sur trois autres personnes et conduisit aux mêmes résultats ; quand l'épiderme était dénudé et exposé à l'air libre, la douleur était cuisante ; elle devenait plus vive dans le gaz oxygène, et disparaissait dans le gaz acide carbonique (1).

La constatation de ces faits conduisit immédiatement à leur application chirurgicale. La même année, un chirurgien de Bath, John Ewart, publia deux cas de cancer ulcéré de la mamelle, dans lesquels il avait obtenu la suppression instantanée de la douleur par l'emploi des bains locaux de gaz carbonique (2).

Les faits publiés par Ewart sont les premiers qui fassent mention des applications locales de l'acide carbonique, en tant que procédé scientifique. A ce titre, nous devons les rappeler.

Une femme de 58 ans fut admise à l'infirmerie de la ville de Bath, le 24 juin 1794, pour un ulcère à la partie supérieure de la mamelle gauche, avec trajet fistuleux suppurant constamment. Cet ulcère exhalait une odeur repoussante. Tout cela était accompagné d'une douleur fréquente que la malade comparait à une sensation de brûlure ; et cette douleur arrivait fréquemment à un degré de supplice tel que cette malheureuse poussait des cris pendant plusieurs heures. Le Dr Ewart crut ce cas convenable pour expérimenter l'action du gaz acide carbonique. Voici comment il décrit le mode d'application de cet agent :

Le col d'une vessie fut coupé de façon à faire une ouverture circulaire d'un diamètre assez grand pour correspondre à l'étendue de l'ulcère ; on tailla ensuite un trou rond du même diamètre dans une pièce de cuir mou, recouvert d'emplâtre adhésif, et on fit ce trou assez large pour entourer l'ulcère ; on introduisit l'extrémité coupée de la vessie dans le trou pratiqué au cuir ; on en renversa les bords, on les fixa à l'emplâtre adhésif, et l'on eut ainsi quelque chose qui ressemblait assez à un chapeau arrondi, l'emplâtre formant le bord et la vessie distendue le fond du chapeau. Afin de mieux cimenter l'adhésion de la vessie à l'emplâtre, et de rendre cette poche impénétrable à l'air,

(1) *Considerations on the medical use and on the productions of factitious airs*, by THOM. BEDDOES and JAMES WATT. Bristol, 1795, p. 43.

(2) *The history of two cases of ulcerated cancer of the mamma; one of which has been cured, the other much relieved by a new method of applying carbonic acid air*, by JOHN EWART M. D. BATH, p. 62. Dilly London, 1794.

d'étroites bandelettes circulaires d'emplâtre furent appliquées à la jonction des deux segments de l'appareil ; on renversa ensuite le tout à la surface de l'ulcère qui fut ainsi entièrement recouvert par la poche. On pratiqua alors un petit trou au fond de la vessie pour admettre un tube de 1/4 de pouce de diamètre, tube qui communiquait avec le fond d'une éprouvette placée sur l'eau et remplie de gaz acide carbonique. Lorsque tout fut disposé et que la vessie fut bien vidée de l'air qu'elle pouvait contenir, on abaissa l'éprouvette dans l'eau et on fit passer dans la vessie le gaz qu'elle renfermait. Le tube enlevé, on mit une ligature sur l'orifice de la poche, et l'acide carbonique resta en contact avec l'ulcère. Aussi souvent que la vessie s'affaissait, on la remplissait de la même manière, et cette opération fut répétée, quelquefois deux ou trois fois par jour. Cet appareil répondait complètement au but qu'on se proposait, car lorsqu'on remplissait cette vessie le soir, on y trouvait le plus souvent le lendemain matin, une quantité considérable de gaz.

L'application de l'acide carbonique donna lieu d'abord à une sensation de froid, à laquelle succéda bientôt une sensation de chaleur. Dès le lendemain, la malade était soulagée. L'ulcère prit de jour en jour une meilleure apparence : l'écoulement diminua d'une façon graduelle et acquit la couleur et la consistance du pus louable. Pendant la durée de l'ulcère, lorsqu'on enlevait l'appareil, la malade se plaignait toujours d'une douleur considérable, au contact de l'air atmosphérique.

Dans le deuxième cas, il s'agit d'une femme de 57 ans, dont la maladie commença dans le sein gauche, en mai 1791. L'ulcère existait déjà depuis plus de deux ans. La douleur était extrême et presque incessante. Pendant une année, elle n'avait point laissé une nuit de repos à la malade qui était d'une maigreur squelettique et dont l'appétit avait disparu. Le 28 juillet 1794, l'acide carbonique fut appliqué sur l'ulcère de la même façon que dans le cas précédent. La malade éprouva presque de suite un apaisement de la douleur.

Le 27 septembre, la malade continuait à être parfaitement à son aise : les forces étaient revenues, l'appétit était bon, le sommeil non troublé.

Si l'on ne saurait voir dans ces cas des exemples de guérison dus à l'application de l'acide carbonique, on ne peut cependant méconnaître l'action anesthésique de cet agent, et l'heureuse modification qu'il a imprimée aux surfaces malades (1).

Ces tentatives d'anesthésie locale, malgré les résultats obtenus, n'eurent aucun écho à cette époque, et pendant une quarantaine d'années, les propriétés de l'acide carbonique comme agent prophylactique de la douleur semblent avoir été oubliées. Ce n'est qu'en 1834 qu'elles seront de nouveau mises à profit par un médecin de Gênes, Mojon.

Dans les observations de Percival, d'Ingen-Housz, de Beddoës et de John Ewart, l'effet n'était produit que sur la peau privée de son épiderme, mais l'épiderme n'empêche pas l'absorption de l'acide carbonique qui exerce une action énergique sur l'économie quand il est en contact sur une grande étendue avec l'enveloppe cutanée.

Collard de Martigny a fait mourir en moins de deux heures de petits oiseaux, eu plongeant leur corps seulement dans une petite cloche pleine d'acide carbonique : la tête restait protégée contre l'action du gaz, de sorte que l'oiseau respirait de l'air pendant toute la durée de l'expérience (2).

Collard de Martigny s'est d'ailleurs soumis lui-même à une expérience analogue, et raconte ainsi les phénomènes qu'il a éprouvés :

« M. le comte Chaptal rapporte que les membres plongés dans l'acide carbonique s'y engourdissent profondément. Partant de cette donnée, je désirai connaître quel effet produisait sur toute la surface extérieure une atmosphère de ce gaz ; en conséquence je me plaçai entièrement sous le drap qui recouvrait une cuve profonde à moitié pleine de raisins en fermentation ; les fosses nasales exactement fermées, je respirais sans gêne par la bouche l'air qu'un long tuyau, d'un pouce de circonférence environ allait puiser à cinq pieds de la cuve, dans une atmosphère libre et agitée. Au bout de cinq minutes, je ressentis une légère pesanteur à la tête, accompagnée de troubles de la vue. A la huitième, douleur sus-orbitaire et temporale, vertiges, tintements d'oreilles. A la dixième, affaiblissement général et bien-être

(1) FOLLIN. De l'anesthésie locale par le gaz acide carbonique. In *Archives de médecine*, 1856.

(2) COLLARD DE MARTIGNY. De l'action du gaz acide carbonique sur l'économie animale. In *Archives de médecine*, 1827.

dans l'extension indolente des membres.... Enfin, à la dix-neuvième minute, l'affaiblissement, la torpeur sont si prononcés, que le tube par lequel je respirais, m'échappe, et que je puis à peine sortir du cuvier où je respirais.

« L'audacieux et infortuné Pilâtre du Rozier, ajoute Collard de Martigny, avait autrefois tenté une expérience à peu près semblable ; il se fit descendre par des cordes attachées à ses épaules dans une atmosphère d'acide carbonique exhalé de la fermentation de la bière : bientôt un picotement le force à fermer les yeux ; il éprouve des vertiges, des bourdonnements d'oreille ; un étouffement et une suffocation violents ; son visage devient bleu, pourpre ; mais entre cette expérience et la mienne, il existe une différence essentielle : Pilâtre du Rozier respirait l'air méphitique, ce qui développa chez lui les accidents rapportés, tandis que les symptômes que j'éprouvai sont dus uniquement à l'influence de l'acide carbonique sur la peau (1). »

En 1834, Mojon, professeur à Gênes, proposa de nouveau les insufflations d'acide carbonique pour combattre les douleurs vives et poignantes qui se montrent quelquefois quelques heures avant l'apparition du flux menstruel chez des femmes atteintes d'aménorrhée incomplète (2).

Ce moyen a été employé avec succès depuis par Simpson, et en France, par Follin, Monod et Demarquay, contre les affections douloureuses de l'utérus et des organes voisins. Maisonneuve a pu diminuer les souffrances de ses malades, dans des cas de phlegmon, de fractures compliquées, en enveloppant les parties d'un manchon en caoutchouc dans lequel il faisait arriver du gaz carbonique (3).

Broca, après avoir injecté ce gaz dans la vessie jusqu'à réplétion, dans un cas de cystite aiguë, contre lequel tous les autres moyens thérapeutiques avaient échoué, vit les douleurs devenir bien moins vives et les envies d'uriner moins fréquentes. Broca s'est demandé si l'acide carbonique n'agissait pas dans ce cas comme gaz, indépendamment de ses propriétés particulières. Pour s'en assurer, il a in-

(1) COLLARD DE MARTIGNY. *Loc. cit.*

(2) FOLLIN. De l'anesthésie locale par le gaz acide carbonique. In *Archives de médecine*, 1856.

(3) NORMAND-DUFIÉ. *Essai sur l'anesthésie provoquée appliquée aux opérations chirurgicales*. Montpellier, 1858.

jecté de l'air dans la vessie de son malade, mais les douleurs ont augmenté au lieu de diminuer.

En résumé, si l'acide carbonique, qui jouit de propriétés anesthésiques réelles, comme le prouve cette expérience de Broca, a été maintes fois employé pour calmer les douleurs dans les cas d'ulcères, de cancroïdes, de plaies diverses, on voit qu'il n'a jamais été appliqué, au moins dans les temps modernes, à l'exécution des opérations chirurgicales.

CHAPITRE III

COMPRESSION DES TISSUS — COMPRESSION DES NERFS

Compression circulaire. — Garrot (Van Swieten, Theden, Juvet). — Observations de Liégeard, de Velpeau. — Compression des nerfs. — Appareil compresseur de J. Moore (1784). — Emploi de la bande élastique d'Esmarch.

Un mouvement instinctif porte souvent les personnes blessées à se serrer fortement la partie où le traumatisme vient de se produire, et il est de notion vulgaire que la compression d'une région endolorie suspend momentanément la souffrance.

C'est sans doute à une origine de ce genre que l'on doit les essais tentés dans l'espoir de rendre insensibles les parties où l'instrument tranchant va être appliqué. C'est peut-être dans cette intention que les anciens entouraient d'un lien circulaire le membre à amputer, au-dessus du lien où le couteau devait inciser les tissus.

Les arabistes paraissent avoir eu recours quelquefois à l'engourdissement provoqué par la compression exercée circulairement en un point d'un membre, à l'aide du garrot.

La compression en masse, répartie sur toute la surface du membre, a été recommandée par Van Swieten et Theden qui l'employaient pour soulager les extrémités ou pour rendre insensibles certains ulcères très douloureux. La compression limitée, exercée en un point du membre à l'aide d'un lien circulaire, qui était employée par les arabistes, a été conseillée de nouveau par Juvet qui considérait ce moyen comme capable de suspendre toute sensibilité locale. Cependant cet auteur fut le seul qui regardât son procédé comme efficace contre la douleur. Tous les autres chirurgiens qui essayèrent du garrot dans ce but lui ont vu produire de l'engourdissement sans aller jusqu'à déterminer une véritable anesthésie. Par contre, si l'application temporaire du garrot est insuffisante, son application prolongée, nécessaire pour éteindre complètement la sensibilité, devient dangereuse : elle expose en effet aux risques de sphacèle, et l'on sait que, sous prétexte d'endormir la douleur et de faire obstacle au sang, les chirurgiens arabistes employaient la ligature circulaire des membres comme le plus sûr moyen d'en opérer le retranchement (1).

Desault, qui condamna ce procédé, nous apprend qu'il était fort en usage à son époque : « On a dit que l'usage du garrot amortissait la sensibilité et diminuait les douleurs de l'opération. Mais pour obtenir cet effet, il faudrait serrer à un degré tel qu'on pourrait justement craindre les funestes effets de cette constriction..... Lorsque, par un moyen compressif quelconque, on s'était rendu maître du sang, l'habitude avait anciennement consacré la pratique de placer au-dessus et au-dessous de l'endroit où devait se faire l'incision, une bandelette, dans la double vue : 1° de fixer les chairs et de diriger l'incision ; 2° d'engourdir la sensibilité de la partie. Tous nos traités modernes d'opérations recommandent ce procédé encore en vogue à présent chez le grand nombre des gens de l'art. Mais..... on a conçu ce qu'il fallait penser de cet engourdissement qu'on prétend produire dans la partie, par une constriction exercée sur elle, constriction qui sera ici, ainsi que je l'ai prouvé, ou insuffisante pour remplir les vues de l'opérateur, ou funeste pour le malade qui l'aura soufferte » (2).

Malgré le discrédit dans lequel ce procédé tomba bientôt, il fut repris trente ans plus tard par Liégeard, de Caen, qui en exerçant la compression avec des liens suffisamment larges est parvenu à obtenir une anesthésie suffisante pour lui permettre de pratiquer plusieurs petites opérations sans que les malades manifestassent de douleur.

« Le moyen que j'indique ici, dit Liégeard, est bien connu et souvent mis en usage par le peuple ; mais il est presque entièrement oublié des chirurgiens, et pourtant dans un grand nombre circonstances il pourrait rendre d'importants services à l'art de la chirurgie. Que d'opérations douloureuses n'est-on pas tous les jours dans la nécessité de pratiquer sur les pieds et les mains ! eh bien, la précaution toute simple d'appliquer une bande roulée et convenablement serrée à la jambe ou à l'avant-bras préserve le malade de toute dou-

(1) Bouisson. *Traité de la méthode anesthésique.*
(2) Desault. *Œuvres chirurgicales,* t. II, 1801.

leur, et assure par là même à l'opérateur le calme et la tranquillité d'âme si nécessaire à sa pénible fonction. On sait, par exemple, combien est douloureux l'arrachement de l'ongle entré dans les chairs, et cependant lorsqu'on a pris la précaution dont nous parlons, on peut la pratiquer sans occasionner la moindre sensation pénible.

Il y a 4 ans, je me disposais à pratiquer cette opération sur le pied d'un jeune homme, d'une vingtaine d'années, ouvrier chez un statuaire. Il pria son maître de lui serrer auparavant le bas de sa jambe le plus fortement possible avec un long mouchoir. Nous attendîmes quelques instants pour que l'engourdissement du pied fût plus complet ; alors je fendis l'ongle du gros orteil, et j'enlevai, comme cela se pratique, les deux portions séparément. Le jeune homme cependant ne se plaignit nullement, et nous dit ensuite qu'il n'avait ressenti aucune douleur » (1).

Liégeard rapporte une seconde observation relative à un ongle incarné qu'il arracha, après avoir appliqué au-dessus des malléoles une bande fortement serrée ; le malade ne ressentit aucune douleur.

Velpeau recommanda cette méthode, et obtint lui-même de bons résultats dans des cas analogues, par la compression circulaire du gros orteil (2).

On a aussi cherché à déterminer l'anesthésie en faisant agir la compression, non plus sur l'ensemble des tissus, mais sur le tronc nerveux qui y distribue ses branches.

Vers la fin du siècle dernier, un chirurgien de Londres, Jacques Moore, tenta d'exercer une semblable compression sur les troncs nerveux des membres à l'aide d'un instrument dont Dupuytren a fait ensuite usage pour les troncs artériels.

Dans son livre intitulé : «*Méthode de prévenir ou de diminuer la douleur dans plusieurs opérations chirurgicales*» et paru en 1784 (3), Moore nous apprend que sa première idée a été de recourir à la section du tronc du nerf dont les divisions se distribuent à la partie

(1) Liégeard. De la compression circulaire très exacte des membres au-dessus du point malade, avant et pendant l'opération. In *Mélanges de médecine et de chirurgie pratiques*. Caen, 1837.

(2) Velpeau. *Médecine opératoire*, 1839.

(3) J. Moore. *A method of preventing or diminishing pain in several operations of surgery*, in-8 de 50 pages, Londres, 1784.

sur laquelle on veut opérer. Il s'était persuadé que cette section serait peu douloureuse et serait un moyen efficace de rendre l'opération exempte de douleurs; mais, en y réfléchissant plus mûrement, il a bientôt reconnu l'impossibilité de cette méthode.

Il conçut alors l'idée que la compression répondrait mieux à ses fins ; il espérait d'autant plus favorablement de ce moyen qu'il se fondait sur les effets que produit une fausse position lorsqu'on est assis et que le nerf sciatique est comprimé. Il s'imaginait que le tourniquet serait l'instrument propre à procurer la compression nécessaire.

Il fit sur lui-même les premières expériences, qui néanmoins trompèrent son attente. Une forte compression sur le nerf sciatique, à l'endroit de son passage sous la tubérosité de l'ischion, n'émoussa pas la sensibilité de sa jambe et de son pied. Cependant il reconnut ensuite que l'insuccès venait de ce que la compression n'avait pas duré assez longtemps ; car, ayant laissé une autre fois le tourniquet en place pendant quatorze minutes, son pied s'est tout à fait engourdi; et dans l'espace d'une demi-heure, son pied, sa jambe et le côté externe de sa cuisse sont devenus même insensibles aux piqûres des épingles, quoiqu'une partie des régions internes de la jambe et de la cuisse eussent conservé un certain degré de sensibilité, que Moore attribua à ce que les nerfs crural et obturateur n'étaient pas comprimés. Ayant ensuite relâché le tourniquet, la sensibilité et le mouvement du membre sont revenus en peu de minutes.

Moore soumit alors à une compression simultanée le nerf sciatique et le nerf crural et il assure avoir obtenu une insensibilité complète de tout le membre inférieur.

En conséquence de ces résultats, il fit construire un bandage muni de deux pelotes, dont il plaça l'une sur les nerfs crural et obturateur, et l'autre sur le nerf sciatique à la partie supérieure de la cuisse. Il appliqua ensuite le tourniquet, et l'ayant serré, il ne sentit plus les impressions douloureuses sur toute l'étendue du membre.

Il remarqua cependant que l'application du tourniquet apportait un obstacle à la circulation veineuse et il remplaça le bandage par un ressort courbe en fer, assez ample dans sa courbure pour embrasser la cuisse. A un bout de cet instrument est fixé une forte compresse de cuir destinée au nerf sciatique. L'autre extrémité contient un écrou qui reçoit une vis terminée en pelote ovale, laquelle doit être appliquée sur le nerf crural. Au moyen de cet instrument, la compression ne se fait que sur deux points opposés ; tout le reste de la cuisse est libre.

Moore décrit ensuite avec détails une amputation de la jambe faite au-dessous du genou, dans laquelle on a fait usage du compresseur, et qui fut apportée sans douleur par le malade, qui ne se plaignit, que très peu du reste, au moment de la résection de l'os. J. Hunter fut témoin de cette opération. Cette expérience aurait été plus décisive, avoue cependant Moore, si l'on n'eût pas administré au malade un grain d'opium, environ un quart d'heure avant de procéder à l'opération, dans le but de prévenir les douleurs consécutives de la plaie.

Benjamin Bell préconisa le tourniquet de J. Moore comme le seul moyen propre à diminuer la douleur dans les opérations (1).

Malgré le patronage de Hunter et de Bell, la nouvelle méthode n'entra guère dans la pratique. Expérimentée par plusieurs chirurgiens, elle ne leur donna pas les mêmes succès qu'à son auteur.

Malgaigne l'employa dans le but de détruire une fausse ankylose du genou ; mais, après une demi-heure de compression, il ne put réussir à amener une anesthésie complète ; et de trop vives douleurs s'étant manifestées, il se vit forcé de suspendre l'opération (2).

Outre les douleurs que détermine l'application prolongée de cet appareil, il était très difficile, sinon impossible, de ne pas comprimer en même temps les vaisseaux et les nerfs ; d'où un engorgement considérable du membre, par suite de l'obstacle à la circulation veineuse.

A côté de la compression méthodique des tissus ou des troncs nerveux, appliquée d'une manière scientifique, nous devons rapporter certains faits où la compression a pu donner de bons résultats, bien qu'employée d'une façon qui ne s'explique guère physiologiquement.

C'est ainsi que Van Swieten parle d'un empirique qui guérissait les douleurs de dents par une compression exercée derrière l'oreille ou sur le menton, à l'émergence de la branche dentaire du nerf maxillaire inférieur.

(1) B. Bell. *Cours complet de chirurgie* T VI, p. 260.
(2) Thèse de Bordes. Paris, 1847.

Normand-Dufié rapporte qu'un dentiste prétendait abolir la douleur de l'avulsion des dents, en exerçant une forte compression sur les conduits auditifs.

Le professeur Richet raconte qu'ayant eu connaissance de très nombreuses guérisons instantanées, obtenues depuis plus de trente ans par un chaudronnier de la rue aux Fèves, pour des névralgies dentaires opiniâtres, il apprit que ces résultats étaient obtenus en coupant entre le condyle et l'antitragus la branche auriculo-temporale du maxillaire inférieur : Lui-même eut des succès par l'emploi de ce moyen, qui n'est pourtant ni plus rationnel, ni plus physiologique que les précédents.

Cette question de l'anesthésie par la compression fut reprise au moment où l'emploi de la bande élastique d'Esmarch entra dans la pratique chirurgicale. L'idée en vint d'abord à Esmarch lui-même, puis elle fut poursuivie par Billroth, mais sans succès.

Déjà le professeur Richet avait proposé, quelque temps auparavant, dans l'opération de l'ongle incarné, d'entourer la racine de l'orteil d'une ligature élastique, dans le but de favoriser l'anesthésie locale.

Demarquay, ayant appliqué pendant quelque temps l'appareil d'Esmarch à plusieurs malades qu'il allait opérer, constata que chez tous ces malades, il y avait de l'obtusion de la sensibilité, mais non une extinction absolue.

M. le professeur Lefort a pu faire une résection du coude sans chloroforme chez un malade qui n'a ressenti, grâce à la compression élastique, aucune douleur, et même s'entretint avec les personnes qui assistaient à l'opération. M. Gayet, au contraire, n'a pas constaté la moindre modification de la sensibilité chez une femme à qui il a fait l'extraction d'un fragment d'aiguille (1).

Nous devons rapprocher de ces faits, les expériences entreprises par M. Laborde à ce sujet (2). Les conclusions auxquelles il est arrivé démontrent que l'application d'une bande élastique sur un membre, selon la méthode d'Esmarch, détermine une anesthésie complète qui ne dépasse guère en moyenne trois minutes, mais qui est constante ;

(1) *Communication à la Société médicale de Lyon.*

(2) *Communication à la Société de biologie* (Séance du 30 mai 1874).

à cette anesthésie succède une période où la sensibilité reprend son taux normal ; enfin survient une période d'hyperesthésie.

Ces expériences précises viennent confirmer les succès annoncés autrefois par Theden et Van Swieten qui, comme nous l'avons vu, exerçaient la compression en masse, répartie sur toute la surface du membre.

TABLE DES MATIÈRES

IMPRIMERIE LEMALE ET Cie, HAVRE

www.ingramcontent.com/pod-product-compliance
Ingram Content Group UK Ltd.
Pitfield, Milton Keynes, MK11 3LW, UK
UKHW021558260726
13993UKWH00002B/922